ACADÉMIE DE MACON.

DES DANGERS

DE

L'ENVOI EN NOURRICE

CONFÉRENCE

PUBLIQUE & GRATUITE

A L'HOTEL DE VILLE DE MACON,

PAR

M. Jean-Baptiste DESPLACE,

Vice-président de la Société générale des Crèches de Paris
et du département de la Seine.

MACON,
BONIN-JULLIEN, libraire-éditeur,
5, Rue Poissonnière, 5.

ACADÉMIE DE MACON.

DES DANGERS

DE

L'ENVOI EN NOURRICE

CONFÉRENCE

PUBLIQUE & GRATUITE

A L'HOTEL DE VILLE DE MACON,

PAR

M. Jean-Baptiste DESPLACE,

Vice-président de la Société générale des Crèches de Paris
et du département de la Seine.

MACON,

BONIN-JULLIEN, libraire-éditeur,

5, Rue Poissonnière, 5.

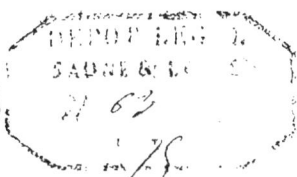

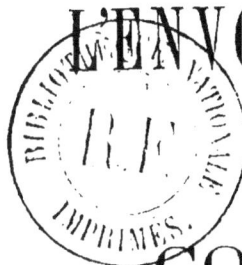

CONFÉRENCE

PUBLIQUE ET GRATUITE

Donnée le 20 juin 1875, à l'Hôtel de Ville de Mâcon,

PAR

M. Jean-Baptiste DESPLACE.

SOMMAIRE.

De l'envoi en nourrice et des autres modes d'élevage substitués à l'allaitement maternel; de leur pernicieuse influence sur l'enfant, la mère, l'éducation, l'union des époux, l'esprit de famille, l'accroissement de la population, sa vigueur, et enfin sur la puissance de l'Etat.

MESDAMES, MESSIEURS,

Dans sa séance publique du 30 mars 1874, ici même, l'Académie de Mâcon, par l'organe de son président, M. le docteur Aubert, m'a fait l'honneur de me désigner pour vous entretenir de la question des Crèches.

M. le docteur Aubert a ouvert la séance par un discours dont le but était d'attirer l'attention de nos concitoyens sur cette question, et qui se résume dans le cri de son patriotisme alarmé : « La population de la France diminue ! »

Cette diminution est devenue une des plus graves préoccupations des esprits.

M. le docteur Aubert dessine à grands traits, dans son discours, les dangers dont elle nous menace. Il en signale une des causes dans la déplorable habitude, chez un nombre considérable de mères, de s'affranchir de leur devoir le plus sacré en confiant leurs nouveau-nés à des nourrices.

Personne n'était plus autorisé que M. le docteur Aubert à traiter ce sujet. A sa longue expérience médicale, il joint le don précieux et rare de toucher les cœurs, non par les procédés artificiels de la rhétorique, mais par le rayonnement de sa conviction, par l'émotion qu'il ressent lui-même.

Le succès de son discours rend ma tâche d'autant plus difficile et me rappelle, par surcroît, combien j'ai besoin de votre indulgence.

Avant d'aborder mon sujet, il est à propos de faire observer que l'Académie de Mâcon, aux termes de son règlement, « n'assume en aucune manière la solidarité des opinions émises par ses membres. »

L'Académie de Mâcon, dont la raison d'être consiste à propager le Bien, le Beau et l'Utile, borne son initiative, quant à présent, à me laisser toute latitude pour l'exposition de la question.

Ce sera aux personnes charitables et compétentes de la localité de juger, après cet exposé, s'il y a lieu de mettre à l'étude le projet d'établissement d'une Crèche en cette ville, et si les ressources de la bienfaisance publique peuvent suffire à la fonder et à la soutenir. Mon rôle, je le répète, se borne à expliquer l'esprit et le fonctionnement de l'institution.

I.

MESDAMES, MESSIEURS,

En esquissant le dessin de ce travail, je n'ai pas tardé à m'apercevoir qu'il serait incomplet si je ne montrais d'abord les causes qui rendent cette institution nécessaire. La Crèche étant un remède à un mal social, il est logique, en effet, de décrire ce mal, afin qu'on puisse juger de l'opportunité et de l'efficacité du remède. De plus, la loi votée récemment par l'Assemblée nationale, ayant pour objet « *la protection des enfants du premier âge et en particulier des nourrissons*, » m'imposait le devoir de passer en revue les dangers de l'envoi en nourrice, et des autres modes d'allaitement mercenaire qui ont nécessité cette loi, et que la Crèche, dans les limites de son action, tend à prévenir.

Mon cadre alors s'est trouvé agrandi. C'est en vain que « j'ai pris le temps d'être court, » que je me suis répété le sage précepte de Sénèque : « *Multum, sed non multa*, beaucoup en peu de mots. » Je me suis convaincu, une fois de plus, que le raccourci est un procédé de l'art, aussi difficile dans la composition littéraire qu'en peinture et en sculpture.

J'ai constaté qu'il m'était impossible de condenser en une séance un aperçu, même sommaire, d'une masse de faits disséminés dans de nombreuses publications, et qui ont donné lieu à des discussions longues et approfondies, dans les corps savants et dans les assemblées politiques.

Dans mes excursions en Suisse, il m'est arrivé de gravir de hautes montagnes d'où j'espérais dominer le pays d'alentour. La distance étant trois ou quatre fois plus

longue que je ne l'avais calculé, trompé par sa perpendi-
cularité, je grimpais avec une rude fatigue jusqu'au point
culminant; mais là, je m'apercevais avec découragement
que je me trouvais juste au pied d'une autre montagne, en
retrait, que je n'avais pu voir d'en bas. Il fallait monter
encore, sous peine de rendre ma fatigue stérile.

La même illusion d'optique s'est produite pour ce travail.

Le courage m'est revenu par la confiance que vous
n'hésiterez pas à me suivre jusqu'aux sommités de la question, parce qu'elle est d'une importance vitale pour notre
pays. Elle se réduit à cette formule menaçante : « *To be or
not to be,* être ou ne pas être. »

Je me suis déterminé à la diviser en deux conférences :

La première traitera de l'allaitement mercenaire ou envoi
en nourrice, et des autres modes d'élevage substitués à
l'allaitement maternel.

La seconde sera consacrée à l'OEuvre des Crèches.

En condensant les deux conférences en une seule, je cou-
rais le risque de fatiguer l'attention, de créer la confusion
dans les esprits par une trop grande accumulation de faits,
et de sacrifier l'une à l'autre, en les mutilant, les deux
branches de la question.

Je ne ferai pas un tableau de fantaisie. Ni je n'exagé-
rerai, ni je ne diminuerai l'importance des documents qui
m'ont guidé dans mes appréciations : ils ont tous été pui-
sés dans les enquêtes officielles commencées sous l'Empire ;
dans les discussions à l'Académie des sciences morales et
politiques et au Sénat; dans l'enquête de l'Académie de
médecine ; dans les publications de la *Société des Crèches,*
pendant ces trente dernières années; dans celles de la
Société protectrice de l'Enfance; dans le volumineux
recueil des opinions des hommes compétents, consultés par
la commission de l'Assemblée nationale; dans l'*Exposé des*

motifs et dans les conclusions de cette commission, et enfin dans mes observations personnelles.

En ce qui a rapport à l'hygiène de la première enfance, à la physiologie et à certains points de la doctrine médicale sur les dangers, pour la mère et pour l'enfant, de l'envoi en nourrice et des modes d'élevage autres que l'allaitement maternel, je n'avancerai rien qui n'ait été généralement admis par la science.

Ma responsabilité étant ainsi à couvert, je m'engage sans autre préambule *in medias res*, au cœur de mon sujet.

Il serait à propos, ne le pensez-vous pas, Mesdames et Messieurs, de nous mettre, en manière de prélude, au même diapason. A cet effet, je ne vois rien de mieux que de reproduire les paroles suivantes de l'*Exposé des motifs* de la loi ayant *pour but la protection des enfants du premier âge, et en particulier des nourrissons :*

« Des documents irrécusables établissent qu'au milieu de notre civilisation la mortalité des enfants nouveau-nés, dont la proportion normale ne dépasse pas, pendant la première année de la vie, la moyenne de 10 pour 100, s'élève à 40 pour 100 pour les enfants mis en nourrice, et que, dans les localités où l'allaitement mercenaire est pratiqué en grand, comme industrie, elle atteint les proportions de 60, 80 et jusqu'à 90 pour 100 pour certaines catégories d'enfants.

» Les révélations des médecins sur ce sujet, les calculs des statisticiens, les réflexions stériles des moralistes, les discussions académiques, et, notamment, les débats approfondis qui ont eu lieu à l'Académie de médecine, forment aujourd'hui des volumes. L'opinion publique s'en est émue fortement dans ces dernières années, et une sorte de soulèvement de tous les bons sentiments humains a fini par mettre en mouvement l'initiative privée et l'esprit d'asso-

ciation, si souvent défaillants parmi nous. Les pouvoirs
publics, eux-mêmes, ont dû s'émouvoir, malgré l'optimisme
qui dominait, sur la fin de l'Empire, dans les régions
officielles. Une enquête publique, réclamée par l'Académie
de médecine, a été ouverte au mois de mars 1867, et, en
même temps que des *Sociétés protectrices de l'Enfance*
se créaient, dans nos principaux centres de population, des
commissions officielles préparaient la voie à des mesures
législatives. On était arrivé ainsi à élaborer un projet de
loi, et ce projet allait être présenté au Corps législatif
lorsque la guerre a éclaté.

» Il m'a paru, continue le rapporteur, que tant d'efforts

» Il serait hasardeux d'affirmer que le mal, contre lequel
ils ont été dirigés, va grandissant; il est certain du moins
qu'il ne diminue pas dans son intensité trop prouvée.
Le dernier recensement quinquennal, qui correspond à
l'année 1872, accuse, comme on sait, en dehors des faits
propres à la guerre, la persistance d'un mouvement décrois-
sant de la population française. Et, dans ce fait affligeant,
n'aperçoit-on pas la diminution des naissances, et l'affreuse
mortalité de certaines catégories d'enfants au berceau,
comme les deux traits saillants? Peut-on méconnaître que
le mouvement de *dépopulation* n'est ici que l'expression
trop fidèle, et comme la mesure de ce qu'il faut bien appeler
la *démoralisation*, puisque l'effacement des sentiments
constitutifs de la famille et l'affaiblissement du plus vital
et du plus essentiel de ces sentiments, l'amour maternel,
se découvrent en tête des causes du mouvement descendant
de notre population? »

Démoralisation!... Le mot y est bien; il est même souligné... *Dépopulation* y sert de corrélatif à démoralisation.

Pour être juste, il faut reconnaître que l'optimisme, qui, selon M. Théophile Roussel, auteur et rapporteur de la loi, « dominait vers la fin de l'Empire, dans les régions officielles, » dominait bien avant cette époque dans l'opinion publique. Depuis plus de trente ans, les médecins, les économistes, les publicistes, analysant les recensements de la population, avaient signalé les menaces qu'ils contenaient. Mais le peuple français, enivré par l'encens de ses adulateurs qui lui répétaient chaque matin « qu'il était le premier peuple du monde, qu'il était le cerveau de l'Europe, » prêtait une oreille distraite et indifférente à ces avertissements.

Il a fallu la dure leçon du malheur pour l'arracher à sa présomptueuse sécurité. « *Adversity is te path to truth*, dit lord Byron, l'adversité est le chemin de la vérité. »

Oui, c'est vrai, mais seulement pour les âmes viriles. Les âmes inférieures en sont écrasées.

Prouvons au monde que nos défaillances morales ne sont qu'une maladie passagère !

Je n'insisterai pas sur les causes diverses de la dépopulation. Ici, c'est la Pauvreté, à laquelle Malthus conseille de ne pas tirer du néant de trop nombreux convives au banquet de la vie, afin qu'il reste une plus large part à ceux qui viennen y prendre place ; là, chez le petit comme chez le grand propriétaire, c'est une préoccupation d'avenir, mêlée de vanité aristocratique, redoutant la division de la fortune et ne voulant qu'un héritier ; ce sont les petits fonctionnaires trop maigrement rétribués, parce qu'ils sont trop nombreux, et que quelques bouches de plus dans le ménage réduiraient à ce piteux état de gêne si exactement qualifié de « misère en habit noir ; » c'est le fléau de la guerre, qui décime l'élite de notre jeunesse et qui rejette sur les moins forts la reproduction ; c'est l'abus combiné du tabac et de l'alcool s'étendant tous les jours ; c'est l'article 340 du Code civil, qui, en interdisant la recherche de la paternité, fait supporter à la jeune fille seule le poids de la faute commune, encourage les jeunes hommes à la prolongation du célibat et au libertinage ; trop souvent encore, c'est l'ouvrier, qui a peur d'avoir beaucoup d'enfants qu'il serait impuissant à nourrir ; c'est l'Egoïsme, qui, par crainte des charges et des embarras d'une famille, se prive du bonheur d'avoir des enfants ; enfin, c'est la mortalité des nourrissons, imputable en maintes circonstances aux excès des pères ; au virus vénérien qui a vicié le sang de beaucoup de familles ; à notre ignorance des plus simples notions de l'hygiène ; au peu de cas que nous faisons de la vie de l'enfant ; mortalité imputable surtout à l'envoi en nourrice et aux autres modes d'élevage substitués à l'allaitement maternel.

Dieu, qui bénit les familles nombreuses, a détourné sa face de la France, pour la punir de la violation du précepte : « Croissez et multipliez. »

On objectera que l'énumération qui précède, sauf quelques différences dans la législation, peut s'appliquer à plus d'un peuple. C'est vrai. Mais la preuve que ces maux inhérents à l'humanité peuvent être circonscrits, diminués, nous est fournie par d'autres nations, par la nation anglaise, par exemple, qui, malgré la démoralisation engendrée par l'industrie manufacturière, a presque doublé sa population depuis le commencement du siècle. Il y a une quinzaine d'années, l'augmentation était de 84 pour cent, tandis que, pour la France, elle était de 34 pour cent, c'est-à-dire de 50 pour cent de moins que pour l'Angleterre.

Nous appliquons-nous au moins, parmi ces nombreuses causes de dépopulation, à neutraliser celles qui font périr nos nourrissons, comme par une épidémie permanente, endémique ? Non ! nous persistons dans notre coupable indifférence et dans nos habitudes infanticides. Comme par le

passé, la population des villes confie ses enfants à des nourrices ; celles-ci restent attachées à leur routine. Les nourrissons continuent à mourir faute de soins, de lait, d'une
alimentation suffisante, ou des suites de l'alimentation
prématurée. Le biberon et le petit-pot sont toujours, pour
une large part, dans l'œuvre de destruction. Le nouveau-né
souffre toujours de la coutume barbare d'être ficelé dans
son berceau comme une mortadelle, les gens de la campagne
étant convaincus, comme ils le disent, « que cela le fait
pousser droit. »

L'étroitesse du berceau, disons-le en passant, qui se rencontre dans certains départements, vient augmenter la gêne
douloureuse de l'enfant. Cette étroitesse existe sur quelques
points de Saône-et-Loire, ainsi que le constate le rapport de
MM. les Médecins des bureaux de bienfaisance pour l'année
1874.

Et, pourtant, les dangers de la compression de l'enfant
dans son berceau devraient surtout frapper le cultivateur,
car ils sont encore plus évidents que ceux de la compression
de la jeune plante. Cependant, cette évidence n'est pas com-
prise, tant la routine est aveugle.

En réfléchissant aux moyens de la détruire, je me suis
demandé si elle n'est pas une des causes des fai-
blesses, des débilités de constitution dont le nombre va
toujours en augmentant. Me rappelant les observations
recueillies dans les conseils de révision ; la nécessité d'abais-
ser le niveau de la taille pour le service militaire ; l'effet
produit sur les étrangers par la petitesse de nos soldats,
surtout à la dernière revue du maréchal de Mac-Mahon ;
les publications et les confidences des médecins sur la dégé-
nérescence de la population ; les rapports de Préfets la
constatant ; attristé de ce fait déplorable, consigné dans un
rapport du ministre de la guerre, que, sur les 296,504

jeunes hommes de la classe de 1874, 25,650, inutile rebut de la population, *n'ont pas même été jugés assez forts pour le service auxiliaire*; ajoutant à ce faisceau de documents mes propres remarques, je me suis préoccupé de rendre palpable, pour les plus ignorants, le danger de la compression du nouveau-né par les langes, par les lisières et par le berceau.

Si l'on observe attentivement l'enfant, à partir du jour de sa naissance, on constate bientôt qu'il affirme le besoin de se mouvoir en agitant les bras, en se servant de ses mains pour porter à sa bouche les objets qu'il peut saisir. D'un autre côté, la Nature, en reculant d'une année, en moyenne, le moment où il pourra marcher, semble indiquer que le premier exercice, le premier essai de la force de l'enfant, doit s'opérer d'abord par les bras. Nous disons : « d'abord par les bras, » car il va de soi que tous les muscles doivent être exercés.

Cette priorité de l'exercice par les bras se trouve clairement démontrée par la simple inspection d'un dessin anatomique du corps humain, d'un « écorché. » Les muscles pectoraux, s'implantant aux clavicules, à la partie supérieure de la poitrine, et à l'humérus, ou os du bras depuis l'épaule jusqu'au coude, montrent que l'enfant en remuant les bras, non-seulement les fortifie, mais qu'en dilatant la poitrine par le jeu des muscles pectoraux, il la fortifie également, en influant sur les poumons et sur le cœur par l'activité qu'il imprime à la circulation du sang.

C'est sans doute à l'habitude des Anglais de laisser l'enfant sur un tapis, ramper et faire des efforts en tous sens, que la nation anglaise doit, avec l'aide d'une bonne hygiène de l'enfance, d'être une des plus belles et des plus fortes races du globe.

Ces considérations ne démontrent-elles pas surabondamment que l'enfant dont les bras et la poitrine sont serrés dans le berceau, doit subir un commencement d'atrophie, être retardé dans son développement!

Pour rendre ces observations plus frappantes, il faudrait parler aux yeux. Il n'est ni difficile ni coûteux de faire dessiner un « écorché » pour les établissements d'instruction publique supérieure et primaire, et surtout pour les Écoles normales d'instituteurs et d'institutrices. Il y aurait un texte explicatif, où la langue usuelle, vulgaire, remplacerait les définitions et les termes scientifiques, et qui pourrait être compris des personnes les plus illettrées.

Ce dessin conçu et exécuté d'une manière pittoresque finirait par figurer chez le cultivateur, entre Poniatowski et le Juif-Errant. Par suite de cette propagande, l'habitude de garrotter les enfants dans leur berceau tomberait peu à peu et finirait par disparaître.

Nous soumettons respectueusement ces suggestions à M. le Ministre de l'instruction publique, et aux Sociétés qui s'occupent de l'enfance.

« Le bon sens, dit excellemment Bossuet, est le maître de la vie humaine. » On ne le brave jamais impunément. Le bon sens dit que la lumière doit venir d'en haut, des classes les plus instruites. En est-il réellement ainsi? La réponse est dans ce qui se passe sous nos yeux. Nous abandonnons aux bras le soin de diriger la tête. Nous nous déchargeons sur la classe la moins éclairée de l'élevage de nos enfants. Est-ce là le moyen d'améliorer, de réformer l'hygiène de la première enfance, de conserver le nouveau-né, de le fortifier, de préparer pour la défense de la patrie des générations robustes? L'effrayante mortalité des nourrissons nous fournit, hélas! la preuve du contraire.

Y a-t-il lieu de s'étonner de notre indifférence pour la vie et la santé du nouvau-né? L'éducation donnée à nos

enfants est une succession de contradictions et de contre-
sens. Celle que reçoivent nos filles est particulièrement
déraisonnable. Nous leur imposons l'immodestie par nos
modes. Du haut en bas de l'échelle sociale, leur unique
préoccupation, encouragée par notre exemple ou par notre
faiblesse, c'est celle du luxe effréné des vêtements. La simplicité élégante devient de plus en plus rare. Rivaliser de
toilette, sans aucune proportion de la dépense avec les
ressources pécuniaires de la famille, avec les occupations,
avec la position, voilà le point capital. C'est une véritable
course au clocher. La culture des qualités essentielles à la
femme, indispensables au bonheur domestique, lorsqu'elle
n'est pas oubliée, rentre dans les accessoires. Dans les villes,
nos filles lisent des romans où abondent les détails scabreux,
les incitations dangereuses, dissimulées sous les artifices du
style ; nous les menons au théâtre qui, sauf de rares exceptions, n'est pas une école de mœurs ; nous déflorons leurs
âmes en tenant devant elles des conversations qu'elles ne
devraient pas entendre ; puis nous saupoudrons cet
ensemble de pratiques d'une piété plus ou moins super-
ficielle. Nous achevons le tableau de ces contrastes en
laissant ignorer à nos filles, par un scrupule pudibond,
les notions les plus élémentaires de l'hygiène et de la
physiologie, qui les éclaireraient, qui les guideraient plus
tard dans l'accomplissement de leurs devoirs maternels. C'est
ce qui faisait dire, avec une heureuse concision, à un médecin de mes amis : « Dans l'éducation française, il ne faut
pas que la jeune fille apprenne les devoirs de la jeune
femme. »

Si l'on ajoute à cela qu'on lui présente le mariage comme
une affaire d'argent, comme l'acquisition ou la location
d'un champ ou d'une maison, on conçoit que les enfants qui
en naissent soient considérés comme des objets encombrants

qui exigent trop de soins, trop de fatigues, et dont on se débarrasse en les logeant au dehors.

Aussi les devoirs maternels, dont l'allaitement est le premier, se désapprennent de plus en plus. Que de mères ayant eu plusieurs enfants, emportés le plus souvent au loin par la nourrice, dans les vingt-quatre ou quarante-huit heures après leur naissance, seraient embarrassées de donner les premiers soins à leur nouveau-né, de l'emmaillotter comme il faut!

Elles sont mères matériellement, par la parturition, non par le cœur, ni par le devoir. C'est ainsi que les aptitudes maternelles diminuent et, dans certains cas, finissent par se perdre, faute d'être exercées.

J'en citerai un curieux exemple. Je l'emprunte aux renseignements fournis à la commission de l'Assemblée nationale, dans sa séance du 23 janvier 1874, par M. le docteur Remilly, de Versailles.

Voici, littéralement, les termes du compte rendu :

« La grande rareté de l'allaitement maternel dans le département de Seine-et-Oise ne tient pas seulement à ce que le nourrissage artificiel y est consacré par la coutume ; il tient encore à un fait que M. Remilly a constaté dans sa pratique, à savoir : la rareté même de l'aptitude des femmes à l'allaitement. Ce vice ou plutôt cet affaiblissement du tempérament s'observe dans toutes les classes de la population. M. Remilly a eu très-fréquemment l'occasion de voir dans sa clientèle, à Versailles, des jeunes femmes bien constituées, chez lesquelles la gestation et la parturition se sont accomplies normalement, et qui, après leurs couches, ayant compté nourrir leur enfant et désirant le nourrir ont dû y renoncer, parce qu'elles n'ont pas eu de fièvre de lait, ou ont eu une fièvre de lait si faible qu'elles n'ont pas pu satisfaire aux besoins du nouveau-né. »

Cette inaptitude à l'allaitement tient évidemment à des

causes lointaines. La fonction est oblitérée parce que, pendant plusieurs générations de mère en fille, elle a été supprimée. De plus, l'inaptitude à l'allaitement par la mère est une preuve de faiblesse de constitution. Cette faiblesse se communique plus ou moins à l'enfant. Son premier effet est de nécessiter l'envoi en nourrice, qui multiplie les chances de mort. Action et réaction qui alimentent la mortalité des enfants, et diminuent la somme de forces de ceux qui survivent.

Voilà ce que produit, sans préjudice du reste, le manquement au devoir maternel de l'allaitement.

La conclusion à tirer des faits et des considérations qui précèdent est péremptoire. C'est que plus les causes de mortalité et d'affaiblissement des nouveau-nés sont nombreuses, plus nous devrions nous appliquer à les supprimer. La France étant, en outre, un des pays d'Europe qui a le moins d'enfants, relativement à sa population, étudions-nous au moins à conserver et à fortifier le peu qu'elle produit. Cela va de soi.

M. le docteur Brochard, haute autorité en la matière, affirme que nous perdons annuellement cent mille enfants par notre faute. Feu M. Husson, directeur de l'Assistance publique, dit cent vingt mille. Ainsi, depuis un demi-siècle seulement, cela fait cinq ou six millions d'enfants sacrifiés, par les familles, à l'ignorance et à la cupidité des nourrices. En tenant compte de la mortalité normale, ceux que nous aurions pu conserver auraient suffi à l'accroissement régulier de la population française.

Les Phéniciens, les Carthaginois, les Ammonites et les Moabites, selon l'histoire, choisissaient quelques victimes parmi leurs enfants pour les offrir en sacrifice à leur idole Moloch, espèce d'ogre de l'antiquité. Le Moloch des Français, qui s'appelle *Allaitement mercenaire,* ne se contente pas de si peu ! Il dévore la moitié de nos générations à leur entrée dans la vie. Le chiffre exact est de cinquante et un sur cent enfants envoyés en nourrice. Cette moyenne, donnée par M. le docteur Bouchut, médecin en chef de l'Hospice des Enfants, à Paris, professeur à l'Académie de médecine, est aussi celle de la statistique.

II.

Là ne se bornent pas les maux qu'engendre l'allaitement mercenaire. Sa pernicieuse influence atteint de diverses manières les enfants qui survivent.

D'abord, le lait de la nourrice peut introduire, dans l'organisme du nourrisson, des principes morbides. D'un autre côté, la supériorité héréditaire du sang d'une famille peut être modifiée, ou même détruite par ce lait étranger.

Même au point de vue moral, il est reconnu que la nourrice transmet avec son lait, à son nourrisson, des parties de son caractère. Elles s'y déposent pour ainsi dire par alluvions successives, et imprègnent les facultés immatérielles, par une voie analogue à celle de l'endosmose ou pénétration par les tissus. Ce phénomène psychologique s'accomplit d'une manière insensible comme celui de la croissance. Il s'ajoute aux premiers germes microscopiques de l'éducation, dont le développement influera, en bien ou en mal, sur le reste de la vie. Si la graine est dégénérée ou avariée, l'arbre ne sera ni beau ni vigoureux. Quasi avorton, il aurait besoin d'être entouré des soins les plus intelligents, les plus délicats. Si le jardinier l'abandonne à ses manœuvres, il en fait un rabougri.

Dans mes excursions en France, toutes les fois que je rencontre un enfant ou un adulte malingre, rachitique,

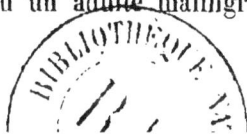

estropié, défiguré, je m'enquiers, si cela est possible, des causes de son état. Neuf fois sur dix, la réponse est celle-ci : « C'est un accident qui lui est arrivé en nourrice ; C'est sa nourrice qui l'a laissé tomber ; il a souffert par l'insuffisance du lait de sa nourrice ; par le manque de soins ; par les mauvais traitements... »

Quelle douleur pour une mère lorsqu'elle se dit à elle-même : « Si j'avais gardé mon enfant, peut-être il ne serait ni maladif, ni estropié. » Ce « peut-être » est un remords qui ne la quittera plus.

« Mais, m'a-t-on souvent objecté, mes enfants ont été en nourrice, et ils sont bien venus, et ils se portent bien... »

Je réponds : « Qu'est-ce que cela prouve? D'après les statisticiens les plus autorisés, la mortalité des enfants envoyés en nourrice étant de 51 pour 100, les vôtres, je le vois, ont tiré un bon numéro à cette loterie; ils sont dans les 49 pour 100 privilégiés, je vous en félicite; mais c'est une triste consolation pour les parents des 51 enfants pour 100 qui ont succombé. Soit une armée de 100,000 combattants. Elle en perd 51,000 dans une sanglante bataille; les 49,000 qui ont échappé à la mort, ignorant le chiffre des manquants, peuvent dire que la bataille n'a pas été aussi meurtrière qu'on le prétend, puisqu'ils sont encore en vie. »

S'il est vrai, selon l'expression pittoresque de Napoléon Ier, que l'éducation commence aux langes, l'enfant, qui revient de nourrice, a perdu d'une manière irréparable le temps qu'il y a passé. Il y reste en moyenne deux ans. Les deux années suivantes sont employées à redresser, autant que possible, sans parler du langage, certains *plis* ou mauvaises habitudes contractées en nourrice. Par suite de la vivacité naturelle à son âge, il devient bruyant, volontaire, tapageur. On songe alors, « pour avoir la tranquillité, » à l'envoyer à l'école. Là, il se trouvera exposé à la contagion de l'exemple de quelques petits camarades mal élevés. Il arrive ainsi à sept ans, n'ayant reçu que d'une manière irrégulière, insuffisante, les directions de la tendresse maternelle, n'ayant respiré que par intervalles l'atmosphère de la famille. Non-seulement le sillon est tracé dans un sable mouvant, mais il n'est pas assez profond. Il est comblé, effacé par

> « Le moindre vent qui, d'aventure,
> » Fait rider la face de l'eau. »

C'est ainsi que la mauvaise éducation des langes, si peu observée, si peu connue, sur laquelle vient se greffer une mauvaise éducation subséquente, abaisse le niveau de notre caractère national et de notre force. Par un concours de causes latentes, dont les unes sont intimes, fugaces, et dont les autres sont d'une constatation plus facile, l'idiosyncrasie de l'enfant, c'est-à-dire l'ensemble de sa constitution physique et morale, se trouve insensiblement altérée. Ce n'est que lorsqu'il arrive à l'adolescence, que ces altérations se révèlent dans toute leur gravité. Il est trop tard, alors, pour y porter remède.

A sept ans, dans la bourgeoisie, l'enfant est envoyé au collége; un peu plus tard, dans la classe ouvrière, il est mis en apprentissage. A partir de ce moment, l'influence de la mère va toujours s'amoindrissant. L'âge des passions arrive, la famille se trouve sans force pour les réfréner. Quelle influence pourrait-elle invoquer? La religion? elle a appris à l'enfant à la traiter légèrement; le principe d'autorité? elle l'a détruit par son exemple, ou par sa négligence à l'inculquer, ou par une indulgence aveugle; le respect hiérarchique? le respect des choses respectables? détruits, pareillement, par la confusion de l'égalité devant la loi, seule juste et seule possible, avec l'égalité chimérique des positions.

Ah ! c'est alors qu'il apparaît clairement que la famille a livré à la Société un produit inférieur, une force erratique, dangereuse, manquant d'équilibre !

J'entends tous les jours les patrons se plaindre de l'esprit d'insubordination de leurs employés. Il va toujours grandissant. Il a envahi l'usine et l'atelier. Il gagne les classes rurales. Dernièrement, un cultivateur résumait ces plaintes en me disant : « Ce qui fait que je regrette moins de quitter ma ferme, c'est qu'on ne peut plus commander aux domestiques. A la moindre observation, ils vous envoient..... paître. »

La dernière guerre a mis en relief ces lésions du caractère national. Il serait curieux d'étudier les biographies des jeunes soldats fusillés pour rébellion contre leurs chefs. On y verrait que l'indiscipline dans la famille a produit l'indiscipline au régiment, et que les parents sont les plus coupables. D'ailleurs, celui qui, au lieu de se plier par conscience au devoir, ne cède qu'à la crainte des châtiments, sera toujours un mauvais soldat.

Ce relâchement de la discipline s'est révélé en haut comme en bas.

N'avez-vous pas vu dernièrement, dans un procès célèbre, des généraux s'excuser de n'être pas venus à Sedan, sur l'ordre du général en chef, se grouper autour de lui, sous prétexte que tout était perdu, que c'était inutile, qu'ils n'avaient plus de soldats. Au lieu d'obéir, l'inférieur a discuté, pesé les ordres de son supérieur.

Oh ! qu'il y a loin de là aux beaux exemples que nous ont légués l'antiquité et notre propre histoire. O Léonidas, de la grande race des Agides, les trois cents Spartiates et les sept cents Thespiens, avec qui tu as arrêté un moment l'armée de

Xerxès aux Thermopyles, n'ont pas discuté... ils ont obéi... ils ont su mourir! Et les mères lacédémoniennes ont rendu grâces aux Dieux de ce que leurs fils avaient fait le sacrifice de leur vie à la Grèce.

Et toi, Cambronne, dans la journée néfaste de Waterloo, alors que l'ennemi victorieux, saisi d'admiration pour ton courage, te pressait de mettre bas les armes, tu n'as pas songé à sauver ta vie par ce motif prudent que tout était perdu, que toute résistance était inutile. Garant de l'héroïsme de tes grenadiers, tu as répondu ce mot légendaire, sali par un grand écrivain : « La garde meurt et ne se rend pas ! »

Dormez en paix, ô héros! enveloppés dans votre gloire. Elle resplendira dans l'admiration des hommes jusqu'à la fin des siècles !

C'est ainsi qu'on aime à se réfugier dans le passé, pour se consoler des tristesses du présent.

En montrant, comme point de départ de tant de conséquences funestes, la violation du premier devoir maternel, symptôme de l'incurie future de la mère; en suivant le nourrisson jusqu'à l'âge d'homme, j'ai essayé de mettre en relief cet axiome : « C'est notre mère qui nous fait ce que nous sommes, » et cet autre non moins vrai, quoique moins connu : « C'est au berceau que commence notre éducation. »

Elle est compromise, si la mère laisse emporter le berceau par une nourrice.

Pourquoi cette mère n'a-t-elle pas voulu allaiter? Ou par la crainte de se fatiguer, de se créer un embarras, de s'enlaidir, d'être retenue chez elle, ou par des préoccupations commerciales.

Dans la bourgeoisie, comme dans le commerce, elle est entourée, après ses couches, des soins les plus empressés, des précautions les plus minutieuses, jusqu'au moment où elle est'assez remise pour reprendre sa place, soit au salon, au coin d'un bon feu, ayant à côté d'elle, sur un coussin moelleux, son petit chien bien peigné ; soit pour descendre, chaudement vêtue, au magasin ou à la boutique où la réclament les acheteurs. Elle a encore ce reste de pâleur qui est une des coquetteries de la convalescence.

Mais le nouveau-né? Ah ! le nouveau-né lutte à son corps défendant contre les 54 chances de mort sur 100 de l'envoi en nourrice. Il est exposé à croupir dans l'ordure, à mourir de froid, d'inanition ou d'une alimentation indigeste.

De plus, peut-on croire qu'une mère, qui, par indolence, par coquetterie, par amour de ses aises, ou par amour de l'argent, a risqué la santé et la vie de son nouveau-né, s'occupera courageusement et avec suite, au retour de nourrice, de son éducation? Quelle illusion ! Que ce serait mal connaître la nature humaine ! Que ce serait peu comprendre la logique qui préside aux manifestations des caractères !

Il m'arrive quelquefois, dans mon jardin , de déplanter plusieurs fois un arbre fruitier, et de le laisser à une exposition défavorable. S'il est de forte constitution, il reprend tant bien que mal. Le plus souvent, il meurt, ou, s'il résiste, il languit. A l'âge adulte, ses fruits sont moins beaux, moins savoureux que ceux d'un camarade de la même espèce, planté le même jour et qui n'a pas été dérangé. S'il pouvait parler, il me dirait avec l'accent du reproche : « Si je suis faible, malingre, rachitique, si je subis l'humiliation de produire moins beau et moins bon que mon compagnon d'enfance, ce n'est pas ma faute, c'est la tienne. En me déplaçant, tu as meurtri, brisé mes radicelles encore si tendres, si délicates; en m'exposant au vent , à l'ombre et au froid , tu as rendu plus difficile la circulation de la séve et du cambium. »

Ainsi de l'enfant déplanté du sol maternel : ne le voit-on pas trop souvent adresser les mêmes reproches à sa mère !

Jusqu'ici nous n'avons envisagé que l'intérêt de l'enfant. Celui de la mère, celui de sa santé n'a pas une moindre importance.

Le sens commun suffit, à défaut de science médicale, pour comprendre que la nature, qui a fait monter aux mamelles de la mère la nourriture de l'enfant, ne se verra pas frustrée dans sa prévoyance, sans punir la violation de ses lois.

« Faire passer son lait, » pour nous servir de l'expression reçue, le refouler dans les canaux par lesquels il arrive à flots, le faire résorber par l'organisme, au moyen de médicaments, détourner le cours de ce nectar de la vie, ce n'est pas une pratique sans danger. Que de femmes ont des infirmités, des maladies incurables qu'elles attribuent à un « dépôt de lait. » Que d'autres, qui en ignorent l'origine, souffrent de la même cause. Ce sont ces risques à courir qui ont donné naissance à l'aphorisme médical : « L'allaitement est aussi utile à la mère qu'à l'enfant. »

La science n'admet plus, je le sais, le « dépôt de lait, » mais elle convient que la suppression du lait peut causer de grands désordres dans l'organisme. Qu'importe le nom ? Nous ne nous préoccupons que de la chose.

Il est bien clair qu'après la parturition, le sang de la mère n'étant plus nécessaire à l'alimentation de l'enfant, la nature l'éloigne prudemment des points où il y a nécessairement irritation, extrême susceptibilité, disposition à l'inflammation. Par une admirable prévoyance, elle lui crée une dérivation par le sein de la mère. Le refoulement du lait peut exaspérer l'irritation, peut produire la métrite, la métropéritonite. Les observations des médecins des hôpitaux et des praticiens constatent que la fièvre puerpérale est plus fréquente et plus dangereuse chez les mères qui n'allaitent pas que chez celles qui allaitent.

Si l'on brûlait les provisions de blé, il y aurait disette de blé ; si l'on comblait les puits et les sources, on se disputerait l'eau à prix d'argent. Eh bien ! par la même raison, les mères qui font passer leur lait tarissent les sources de l'alimentation de l'enfant, créent la disette de lait de femme.

Voilà l'explication de ces épouvantables tableaux des médecins, nous montrant les enfants en nourrice, mourant de faim par milliers, ou d'une alimentation prématurée et indigeste presque aussi fatale que l'inanition.

Il est évident que si toutes les mères qui le peuvent allaitaient leurs enfants, il y aurait du lait pour tous les enfants.

Elles assument une terrible responsabilité celles à qui on peut reprocher cette famine artificielle, infanticide !

On nous a souvent opposé cette objection : « Mais vous oubliez qu'il est des mères qui n'ont pas assez de lait, ou qui n'en ont pas du tout ; que d'autres sont dans un tel état de santé qu'il vaut mieux, dans l'intérêt même de l'enfant, qu'elles ne nourrissent pas. » Je réponds : « Cela va de soi... à l'impossible nul n'est tenu. Qu'elles confient l'enfant à une nourrice, en mettant plus de soin qu'on n'en apporte ordinairement à la bien choisir. Mais ces cas sont exceptionnels. Ils ressortissent à la juridiction médicale, et non à celle du publiciste. Je n'ai pas à m'en occuper. »

L'impossibilité de nourrir ! Voilà le grand mot avec lequel on effraye la tendresse du mari, avec lequel on essaye de justifier l'abandon du devoir.

Les médecins pourront vous dire que, le plus souvent, cette impossibilité est plus spécieuse que réelle ; qu'elle gît dans l'imagination, ou dans une résolution préconçue de se soustraire au devoir maternel. Ils vous diront encore que la plupart des femmes, qui cherchent à se persuader que leur santé s'oppose à ce qu'elles nourrissent, la raffermiraient par l'allaitement. Même la faiblesse de constitution de la mère étant réelle, il arrive le plus fréquemment qu'il y a avantage pour l'enfant à être allaité par sa mère. Il y a plus de vingt ans que des médecins de la *Maternité* de Paris ont éveillé mon attention sur cette particularité, peu connue malheureusement en dehors du monde médical. Ils ont souvent l'occasion de constater qu'une mère de constitution faible, et dont le lait est peu riche et peu abondant, vaut mieux pour son enfant que le lait plus substantiel d'une robuste nourrice. Ils expliquent cette anomalie apparente, par cette considération que le lait de la mère, étant congénial à l'enfant, c'est-à-dire identique et proportionné à sa constitution, s'assimile plus facilement qu'un lait étranger, est mieux approprié au développement du nourrisson.

Ici, comme toujours, il faut observer la nature et suivre ses indications. Elle a préparé dans le sein de la mère la nourriture qui convient à la constitution de l'enfant. Comment, dans notre égoïsme et notre présomption, osons-nous contrarier les prévisions de la sagesse divine?

Un fait d'ailleurs trop peu remarqué, c'est qu'à partir du colostrum ou premier lait qui débarrasse les entrailles de l'enfant du méconium, la nature, jusqu'à la fin normale de l'allaitement, proportionne les qualités du lait aux phases successives de l'âge de l'enfant. Les mères qui envoient leurs enfants en nourrice ne semblent pas se douter de l'importance, pour la santé du nouveau-né, de ne pas lui faire teter un lait relativement vieux.

Quelquefois la mère supplée, par le lait de vache ou de chèvre, à la quantité de lait qui lui manque. Par ce système mixte, pratiqué d'une manière intelligente, son empreinte reste dominante dans la constitution physique et morale de son enfant.

A propos de l'impossibilité d'allaiter, je trouve dans le *Journal des sages-femmes* un témoignage concordant qui a sa valeur même après celui des médecins. Ce recueil spécial, qui, sous l'intelligente direction de M. Hector Fontan, est non moins utile à l'hygiène des mères et à celle de l'enfance qu'à l'Obstétrique, publie un travail d'une sage-femme de première classe, Mme Leclerc, à Alençon, sur la *mortalité des enfants*. J'extrais du numéro du 16 avril 1875 ces paroles qui sont le résultat d'une expérience journalière :

« Presque toutes les femmes sont aptes à nourrir. La sécrétion lactée s'établit chez toutes, à quelques rares exceptions près. »

Les constatations de M. le docteur Remilly sur l'oblitération de l'aptitude à l'allaitement, dans le département de Seine-et-Oise, n'infirment pas la proposition de Mme Leclerc ; elles signalent seulement une conséquence locale de la désuétude de l'allaitement maternel.

D'ailleurs, ces inaptitudes à l'allaitement, dans le département de Seine-et-Oise ne sont, par rapport à toute la France, qu'une rare exception.

Il y a bien des motifs secrets qui paralysent la volonté d'allaiter.

Souvent, il faut le dire, c'est l'égoïsme des maris qui impose l'envoi en nourrice. Un praticien distingué, précisant leur part de responsabilité, m'assurait dernièrement que, « cinquante fois sur cent, ce sont eux qui s'opposent à ce que leurs femmes allaitent. » Nous déplorons trop vivement le manquement au premier devoir maternel ; nous souffrons trop du discrédit qu'il jette, à l'étranger, sur les femmes de nos cités, pour ne pas saisir avec empressement l'occasion d'en réhabiliter la moitié par ce témoignage.

Il est beaucoup de femmes qui craignent, sans oser l'avouer, que l'allaitement ne nuise à leurs attraits. C'est une erreur. L'allaitement est une évolution naturelle, par conséquent nécessaire. Si vous la supprimez, Mesdames, vous entravez l'épanouissement normal de la fleur de beauté, si délicate, si enviée, objet constant de vos préoccupations... Il est reconnu que les femmes qui n'allaitent pas se flétrissent plus vite que celles qui allaitent.

Quand elles seront convaincues de cette vérité, nous verrons une révolution dans leurs habitudes. Elles voudront toutes allaiter ; aucune ne se trouvera trop faible, au contraire ! Le désir d'être belle fera des miracles.

Si l'on ne connaissait l'inconséquence de la nature humaine, sa facilité à se créer des sophismes complaisants, on s'étonnerait de voir des mères pieuses, très-pieuses, qui mettent leurs enfants en nourrice, et qui croient être plus agréables à la Divinité par leur présence fréquente et prolongée à l'église que par l'accomplissement de leurs devoirs maternels. Et pourtant elles n'auraient qu'à s'inspirer de la tendresse du Christ pour les petits enfants. Quelle occupation plus religieuse, plus sainte pour une mère que d'allaiter son enfant, de le préparer avec une incessante sollicitude pour le service de Dieu et de la Patrie !

Le colloque suivant, dont j'ai été témoin, sur l'impossibilité d'allaiter, ressemble, à quelques variantes près, à ceux que j'ai entendus dans des circonstances analogues.

Il s'agit d'un jeune ménage. La jeune femme, fille d'un de mes amis, est d'une beauté singulière. Sa taille svelte et cambrée est bien au-dessus de la moyenne. Il y a une certaine indolence de créole dans son attitude, et cependant, quand elle joue du piano, elle s'exalte bien vite et déploie une étonnante vigueur. Une chevelure d'ébène, comme le disent les poètes, admirablement plantée, fait ressortir le blanc mat de son teint. La ligne presque idéale, soupçon de pénombre vaporeuse, qui unit ces deux oppositions, produit ce nimbe de la beauté, que Raphaël a si poétiquement rendu dans ses têtes de femmes.

De grands yeux d'un bleu foncé, voilés de longs cils qui en tempèrent l'éclat, complètent la séduisante expression du visage. La belle proportion des formes annonce la force contenue. Le jeune mari est, selon l'expression stéréotypée, « fou de sa femme. »

On le serait à moins !

Un jour, c'était quelques mois après son mariage, elle met son mari au comble de la joie; elle lui laisse entendre, en rougissant légèrement, qu'elle est dans une position intéressante...

Il va être père ! Quel bonheur !

À partir de ce moment, il n'y a plus qu'un sujet de conversation entre les jeunes époux : c'est le futur bébé.

Je me trouvais un matin à déjeuner chez eux, lorsque, vers la fin du repas, arrive le médecin de la maison, jeune ami du mari. Celui-ci lui apprend aussitôt la grande nouvelle. À peine est-il assis que la jeune femme l'interpelle :

« N'est-ce pas, docteur, que je suis trop délicate pour nourrir ? » Elle a souligné l'adjectif, et, avant que le docteur ait le temps de répondre, elle se tourne vers son mari : « Tu sais bien, Alfred, que lorsque le vieux médecin de papa m'a auscultée, il a constaté dans le fonctionnement du cœur des bruits de souffle. Tu te rappelles qu'il a dit aussi que j'étais excessivement nerveuse, que mon sang était appauvri... qu'il manquait... attends donc que je retrouve le mot... ah ! oui, qu'il manquait de globules. Il paraît que ces globules sont de toute nécessité... Enfin, il a trouvé que j'avais une anémie très-caractérisée. Dans l'intérêt du cher petit être que nous attendons, il vaudrait peut-être mieux nous procurer une robuste nourrice. Elle serait là, sous nos yeux; je la surveillerais le jour et la nuit. »

Le malheureux docteur continue à ne pas pouvoir placer une syllabe.

« Cependant, mon ami, pour te plaire je ferai ce que tu voudras.' »

Le mari, comme la plupart de ses confrères, n'est pas de force à se défendre contre la diplomatie féminine. Il est dans une grande perplexité. Il a peur d'ébranler davantage cette constitution où le « globule » fait défaut. Vous voyez d'ici le dénoûment : il cède.

Le lendemain, il annonce aux deux belles-mères et aux matrones amies de la famille que sa femme est trop délicate pour allaiter.

On s'occupe donc activement du choix d'une nourrice.

Le temps s'écoule... Le moment tant désiré et redouté tout à la fois arrive enfin. La naissance d'un fils resserre l'union de notre jeune couple par le plus doux des liens. Une nourrice, belle et forte paysanne, avait été installée à l'avance dans une pièce attenant à la chambre de madame.

Environ deux mois après, c'était vers la fin de décembre, par un froid très-vif, j'accompagnais deux dames à un bal de la Préfecture de la Seine. Nous pénétrons avec peine jusqu'au salon qui, avant les incendiaires de la Commune, se trouvait le second, quand on entrait par le grand portail de la place de l'Hôtel de Ville. Là, immobilité complète, on ne pouvait plus ni avancer, ni reculer. Un cercle s'était formé pour admirer une jeune femme mise avec un goût exquis, avec une simplicité qui me rappelait cette romance de ma jeunesse :

> « Une robe légère,
> » D'une entière blancheur.... »

Des coquelicots dans les cheveux, des fleurs de même nuance au corsage, c'est tout ce que je peux distinguer en me haussant sur la pointe des pieds. Je ne la vois que de profil, elle est occupée à causer. Sa taille me semble élevée. Si ce n'est pas Calypso, c'est au moins la nymphe Eucharis. Le mouvement de la conversation lui fait tourner la tête de notre côté. Je reconnais avec surprise notre jeune mère « trop délicate pour nourrir, » mais se croyant assez bien remise et assez forte pour braver, en plein hiver, les suites d'un bal, surtout d'un bal à la Préfecture de la Seine.

Pour éviter l'encombrement et les accidents que pourrait créer un millier de voitures, attendant la sortie de plusieurs milliers d'invités, les équipages ne viennent qu'à la file. Souvent on attend sa voiture plusieurs heures dans les vestibules, sur les marches des escaliers. Quelquefois, de guerre lasse, on est réduit à rentrer à pied chez soi. Les manches courtes, les corsages décolletés, les bras et les épaules plus ou moins nus, les souliers de satin à semelles minces comme une feuille de papier, sont autant de menaces de maladie. On sort d'une atmosphère surchauffée par la foule, par le feu des lustres. Par suite de la danse, on est plus ou moins en transpiration ou en moiteur, et l'on s'expose, presque sans transition, à la froidure de la nuit, aggravée quelquefois par une bise glaciale. C'est en vain qu'on s'enveloppe avec grâce dans une élégante « sortie de bal, » coquetterie de la fin, dernière flèche du carquois ; c'est une protection trop souvent insuffisante, contre les pneumonies.

« Hélas ! que j'en ai vu mourir de jeunes filles ! »

J'en étais là de mes réflexions, lorsqu'un beau cavalier, élégant, distingué comme un héros de roman, un véritable rêve de jeune fille, enlace de son bras droit la taille de la jeune femme « trop délicate. » Comme une fleur penchée sur sa tige, elle incline sa tête sur lui. Pendant que j'admire la débonnaireté béatifique du mari, couvant sa femme des yeux, tandis qu'un autre homme la tient dans ses bras, l'orchestre, conduit par Strauss, envoie, en manière de prélude, des bouffées d'une mélodie voluptueuse. Le rhythme devient plus vif... les danseurs s'élancent... Je perds bientôt de vue la jeune femme et son cavalier dans le tourbillon vertigineux d'une valse à deux temps.

O jeune femme! m'écriai-je intérieurement, tu courrais moins de dangers, si tu étais près du berceau de ton enfant, épiant son réveil pour lui donner le sein.

Malgré l'affolement de plaisir qui enfiévrait cette belle jeunesse, j'étais triste...

Le lendemain du bal, je partis pour une excursion d'une huitaine de jours.

A mon retour, par la gare Saint-Lazare, je me dirigeai à pied, par la rue Tronchet, du côté du faubourg St-Germain. Arrivé à la place de la Madeleine, j'aperçois le portique de l'église, tendu de ces immenses draperies noires, bordées d'un large galon d'argent, sur lesquelles se détachent les initiales de la personne défunte, et ses armoiries quand elle en a : dernier témoignage de la vanité des vivants en face de la mort. En avançant, je vois déboucher du faubourg Saint-Honoré dans la rue Royale, un fastueux corbillard. Des plumes blanches ondoient aux quatre coins du dais, et enchaperonnent les têtes de quatre magnifiques chevaux noirs attelés au char funèbre. Le corbillard est bientôt arrivé au bas du perron. Je me disposais à m'enquérir du nom de la personne défunte, lorsque l'affreuse vérité m'est révélée par la présence de plusieurs membres de la famille de notre jeune femme, en proie à une morne douleur. Je suis si frappé, et si soudainement, que je ne puis plus rassembler mes idées. J'entre machinalement dans l'église à la suite du cortége ; un ami vient se placer à côté de moi, et, avant même que j'aie le temps de l'interroger, il me dit : « Elle est morte d'une pleurésie. »

J'entendis confusément les chants pour le repos de l'âme de la trépassée, et les notes éplorées de l'orgue. Je rentrai chez moi, atterré par ce foudroyant exemple du peu de fond que nous devons faire sur la vie. J'étais obsédé du désespoir du jeune époux... de l'affliction du père et de la mère... Je me rappelai l'enfance heureuse et charmante de la jeune femme... puis je songeai au pauvre petit qui n'aura pas connu sa mère.

Le voilà confié sans défense aux hasards du caractère et de la santé de la nourrice sur lieu.

III.

Par la nourrice sur lieu, l'enfant échappe, il est vrai, aux chances de froid, si souvent mortelles, du transport à la campagne. Sous ce rapport et sous celui de la surveillance, il y a une atténuation aux dangers de la substitution de la nourrice à la mère, mais l'allaitement par la nourrice sur lieu, qui laisse subsister l'abandon du devoir par la mère, a d'autres conséquences dont l'examen révèle la gravité.

Dans les maisons riches où elle trouve surtout à se placer, la nourrice sur lieu prend des habitudes de paresse, de gourmandise et de toilette. Dominant le père et la mère par l'enfant, il n'y a de limites ni à ses exigences ni à ses caprices!

Au pays, son mari est abandonné à lui-même. L'isolement le pousse au cabaret. Il n'y a plus de ménage. Ce n'est pas tout, pour avoir cette place de 60 ou 80 fr. par mois, elle abandonne son propre enfant, elle le sèvre avant le temps, elle le confie à une nourrice au rabais ou à une vieille femme qui garde plusieurs enfants à la fois. Dieu sait comment le pauvre petit sera soigné !

Quelquefois la mère rentre au village « dans une position intéressante. » Si elle rapporte « le sac, » le mari, homme positif, se montre de bonne composition. Il est content d'ailleurs, remarque M. le docteur Brochard, que sa femme *ait gagné du temps*, qu'elle soit à même de prendre plus tôt une autre place.

Quand je la vois à Paris, par une belle matinée d'hiver, descendre d'un somptueux équipage à la grille des Tuileries, aidée par un domestique de haute taille et en grande livrée, attifée comme une paysanne d'opéra comique, portant un bébé frais et rose, emmitouflé dans le satin et le cachemire, presque aussi blancs que l'hermine dont ils sont bordés, je vois en même temps, par les yeux de la pensée, le « petiot » que la mère a laissé au pays. Il est, là dans un sale taudis. On « l'emboque » d'une bouillie grossière et indigeste. Remis dans son berceau malpropre, sans être changé, bras et jambes captifs, les lisières trop serrées lui déprimant la poitrine, l'estomac surchargé, il crie, il crie... On aggrave son malaise en le berçant. Ses cris plaintifs persistent... ils augmentent ; on le berce plus fort... on le berce à outrance avec des mouvements violents, saccadés, dont l'effet, qu'on paraît ignorer généralement, peut affecter le cerveau et ses annexes. Endors-toi, si tu le peux, pauvre petit misérable ! que la digestion te soit légère !

L'argent que ta mère rapportera au village te coûtera cher : peut-être la santé, peut-être la vie. C'en est fait pour tes parents de l'amour du travail, et du bonheur dont il est la source. Ta mère, corrompue par le luxe, énervée par le bien-être, ne reprendra pas le manche de la pioche. Elle n'aspire qu'à une maternité nouvelle pour quitter au plus tôt son ménage.

Ce n'est pas ma volonté, c'est la réalité des faits qui est implacable, en troublant ainsi le repos de conscience des mères qui, pouvant nourrir, prennent des nourrices sur lieu. On a beau tourner et retourner la question, le nouveau-né abandonné par sa mère, frustré du lait qu'elle a vendu, est sacrifié au nourrisson pour lequel ce lait a été acheté. De plus, la famille villageoise, dans les régions qui, telles que la Nièvre, fournissent à Paris le plus de nourrices sur lieu, est désagrégée, démoralisée ; le village est dépeuplé, la mortalité des nourrissons est accrue par la désertion des mères.

Une des causes et des conséquences les plus graves de la désuétude de l'allaitement maternel, c'est l'attiédissement de la tendresse de la mère pour son enfant. Le plus souvent elle n'en a pas conscience, ou elle cherche à se persuader qu'il n'en est rien. Le fait n'en existe pas moins.

Une mère de deux enfants, dont l'un n'a pas été allaité par elle, et dont l'autre l'a été, préférera toujours ce dernier. Plus il lui aura coûté de soins, de peines, d'angoisses et plus il sera faible, chétif, plus elle l'aimera. Cette loi de l'amour, qui s'accroît en raison des sacrifices qu'il exige, est l'honneur de la nature humaine et, en particulier, du cœur des femmes. Ne laissons pas s'éteindre le feu sacré.

Cet accroissement de l'amour de la mère par l'allaitement, connu d'une manière générale, se révèle dans des cas particuliers qui le confirment avec une singulière évidence. Il y a bien des années que M. le docteur Guyon, médecin à la *Maternité*, à Paris, m'a raconté que souvent une mère, déterminée, avant l'accouchement, à mettre son nouveau-né aux Enfants-Trouvés, changeait de résolution lorsque, sous un prétexte quelconque, on parvenait à le lui faire allaiter pendant trois ou quatre jours. Elle ne voulait plus s'en séparer ; elle le gardait. Ce développement rapide de la tendresse de la mère, par ce seul fait qu'elle donne le sein à son nouveau-né, devrait suffire pour nous remettre dans les voies de la nature, pour nous faire proscrire tous les modes d'élevage autres que l'allaitement maternel.

Le danger de l'attiédissement du sentiment maternel chez les femmes n'est pas une exagération. Il n'est que trop réel. J'en trouve la constatation dans une scène du théâtre contemporain, qui n'a pas été composée pour le besoin de la cause. La pièce, comédie ou drame, comme l'on voudra, de MM. Meilhac et Halévy, se nomme *Frou-Frou*. Elle a eu, comme vous le savez, un grand succès. J'en ai détaché, pour vous, un portrait d'après nature, qui me semble plus éloquent que tous les raisonnements les mieux coordonnés.

L'original est une charmante jeune femme de la société parisienne, enfant gâtée par sa famille, et plus encore par un mari qui lui souffre toutes ses excentricités. Elle passe ses journées à se composer de ravissantes toilettes, et une partie des nuits à les montrer. Absorbée par ces graves occupations, il lui reste bien peu de temps à consacrer à son bébé. Aussi, l'abandonne-t-elle aux soins d'une nourrice sur lieu. Rentrant fort tard, elle est de fort mauvaise humeur quand on la réveille, vers onze heures ou midi, pour le lui faire embrasser.

Un jour, son mari lui annonce que l'enfant est indisposé... Il lui fait entendre, plutôt qu'il ne le lui dit, qu'il veille à ce que rien ne lui manque. En écoutant son mari, elle jette les yeux sur la pendule... Tout à coup, comme si elle était mue par un ressort, elle sonne vivement sa femme de chambre qui arrive aussitôt. « Vite! vite! il faut que je m'habille... C'est l'heure de la répétition de mon rôle dans *Indiana et Charlemagne*. »

Charlemagne, un étudiant, et Indiana, une grisette, voisins d'appartement, se parlent au travers de la cloison qui les sépare. Les deux chambres n'ont pas de mur du côté du public, qui voit des deux côtés de la cloison et qui suit les jeux de scène. Les jeunes gens finissent par ouvrir une porte condamnée, et les voilà réunis. Après un dialogue très-vif, très-gai, ils se mettent à danser une polka échevelée. Cette liaison improvisée, qui heureusement tourne au bon motif, est bientôt légitimée par M. le Maire.

La pièce devait être jouée sur un théâtre de société, au bénéfice d'une OEuvre de bienfaisance.

De même que les conseils ne font plaisir qu'à celui qui les donne, les pièces représentées dans le monde amusent surtout ceux qui les jouent. Elles ont cela de charmant, qu'elles permettent au « jeune premier » de faire des déclarations « pour de bon, » et à « l'amoureuse » d'y répondre de même, sous le voile complaisant du rôle. Ce sont des occasions vraiment fortunées pour les cœurs sensibles, mais quelquefois bien dangereuses.

Frou-Frou s'est habillée en toute hâte. Elle avertit son mari qu'elle ne rentrera pas pour dîner, « qu'il dînera seul. »

« Oh ! lui répond-il, avec Georges, je ne suis pas seul. »

Elle a senti le reproche enveloppé.

« Avec Georges... avec Georges... Je comprends bien ce qu'il veut dire, mais rien n'est plus injuste... (Regardant la pendule.) Déjà trois heures moins dix ! (S'asseyant sur le canapé.) Il semblerait, en vérité, que je n'aime pas mon fils. Je l'aime comme toutes les femmes que je connais aiment leurs enfants. Je ne peux aller le promener moi-même aux Tuileries, en portant son cerceau. (En riant.) Qui sait, pourtant ? Cela serait gentil, peut-être. Il faudra que... Trois heures moins dix, et cette répétition !... Je ne saurai pas un mot de mon rôle. Allons ! soyons sérieuse. (Elle ouvre le rôle qu'elle doit jouer.) *Duo, musique nouvelle de Bérat.* » Elle va au piano et chante en s'accompagnant.

Le mari, de son côté, dans ses longues heures d'isolement, se répète avec tristesse : « Il manque une femme ici. » La sœur de Frou-Frou, à laquelle il confie ses chagrins, l'in-

terrompt en s'écriant : « Mais son enfant?... » — « Son
enfant? Elle l'adore, répond-il. Georges a été sérieusement
malade; elle a passé huit nuits près de lui, dormant à peine
une heure, de temps à autre. Il y a des jours où elle ne le
quitte pas. Après cela, des semaines entières pendant lesquelles elle le voit cinq minutes le matin et cinq minutes le
soir. »

Comme nos mœurs sont prises sur le vif dans ces quelques mots : « Il semblerait en vérité que je n'aime pas
mon fils... *Je l'aime comme toutes les femmes que je connais
aiment leurs enfants.* » C'est bien là le type de la mère
moderne dans un certain monde. Belles résolutions, mises à
néant par les mille et une frivolités de la vie élégante;
amour maternel mitigé, attiédi, avec de rares et brusques
intermittences qui font monter le thermomètre, pour le laisser bientôt redescendre à une température au-dessous de la
moyenne.

Tels sont les résultats d'une mauvaise éducation et de
la contagion de l'exemple.

Comment en pourrait-il être autrement?

En rentrant du couvent au foyer de la famille, à l'âge où
son cœur s'éveille, la curiosité de la jeune fille est sans cesse
à l'affût. A table et au salon, elle entend des conversations
étranges... Le frère y parle à mots très-peu couverts avec
ses jeunes amis des scandales du jour.

Le secret de ses liaisons avec des femmes perdues est
pour elle le secret de la comédie. D'un autre côté, le père
de Frou-Frou, homme riche, galantin suranné, entretient
une danseuse. Il quitte Paris pendant plusieurs mois ; il la
suit en Hongrie, où elle va chercher des applaudissements
pour se consoler d'avoir été sifflée à Paris. Un ami du père,
le comte de Valréas, voisin de campagne, a installé dans son
château « la grande Charlotte, du Palais-Royal. » Il n'en a

pas moins la cynique audace de demander Frou-Frou en mariage. Il est refusé. Elle sait par le menu les folies paternelles, et va bientôt savoir celles du comte.

Ajoutez à cela les émanations malsaines des Marais-Pontins de la Littérature, l'esprit de société qui en est contaminé. Que voulez-vous qu'elle devienne dans cette atmosphère corrompue? Comment, à une pareille école, préparer une jeune fille aux austères devoirs d'épouse et de mère?

Pauvre Frou-Frou, une terrible expiation de son éducation l'attend... Tout en la blâmant, comme elle le mérite, on se sent pris pour elle d'une profonde pitié.

A quelque temps de là, elle meurt de douleur en implorant le pardon de son mari. Elle s'était enfuie à Venise avec le comte de Valréas, celui-là même qui avait joué avec elle dans *Indiana et Charlemagne*. La fin de Valréas est également tragique: il est tué en duel par le mari outragé.

Changez, par la pensée, le milieu dans lequel Frou-Frou a été élevée. Supposez l'atmosphère de la famille, purifiée avec un soin jaloux et vigilant; la vive et bonne nature de l'enfant, développée par une éducation religieuse et morale, dont le devoir et le dévouement sans ostentation sont la base; la jeune fille devenue femme, remplira avec amour, avec bonheur, les devoirs de la maternité; pour s'y consacrer tout entière, elle oubliera les vains et frivoles plaisirs du monde; elle sera l'orgueil de son mari, l'ange du foyer domestique. Une partie de ces beaux résultats sera due au petit enfant. Tant est vraie cette pensée que l'on ne saurait trop méditer : « L'enfant garde la mère. »

L'on dit pour se rassurer, pour s'endormir dans la quiétude, que nous ne sommes pas à Paris. Pour quiconque suit avec attention le mouvement de nos mœurs, est-ce que tout ce qui a pour effet de les relâcher, de les corrompre, ne nous vient pas de Paris? Luxe, modes, romans, théâtres, socialisme, matérialisme, révolutions, guerre civile ne sortent-ils pas de ce pandémonium? Est-ce que la province ne finit pas invariablement par subir leur influence, par copier Paris. Pour juger un homme, je me préoccupe de l'état de sa tête. Paris n'est-il pas la tête de la France? Nous ne pouvons donc pas nous désintéresser des mœurs de Paris.

Loin de nous la pensée de nous servir de cette peinture trop vraie de la haute société parisienne, comme d'un thème à déclamation. Nous dirons avec Erasme : « *Admonere voluimus, non mordere.* Nous avons voulu avertir et non mordre. » D'ailleurs, est-il une classe de la société française qui ait le droit de jeter aux autres la première pierre? Nous souffrons tous de la même maladie : de l'affaiblissement du sentiment du devoir. J'ai étudié de près la classe moyenne et la classe ouvrière, j'en connais les misères morales. En haut, en bas et au milieu, sauf la différence de vernis, le fond est le même.

Dans les hautes classes, d'où l'exemple devrait surtout venir, la tiédeur de la tendresse maternelle, abandonnant aux inférieurs l'éducation des langes, et celle qui précède l'alphabet, les beaux instincts de l'âme de l'enfant restent sans culture et sont bientôt étouffés par l'ivraie. Semez dans ce terrain toute l'instruction que vous voudrez, il n'y poussera jamais ni des mères de famille, ni des hommes dignes de ce nom. Le mal se perpétuera en s'aggravant.

Voilà une des causes principales de la décadence de nos mœurs, de l'effacement des caractères, de l'humiliante stérilité de nos générations. La source des âmes fortes, équilibrées, magnanimes, semble être tarie dans notre France qui en a tant produit. Nous n'avons plus que de l'esprit. Et quel esprit! léger, brouillon, sceptique, railleur, rapetissant la nature humaine, en déversant le ridicule sur les sentiments les plus nobles et les plus délicats. Les Parisiens ont-ils assez ri de la *Croix de ma mère,* du *Sabre de mon père* !

L'esprit ne suffit pas pour sauver les peuples. Les Grecs en avaient beaucoup aussi à la veille d'être asservis par les Romains.

IV.

Quant aux enfants envoyés en nourrice, les conséquences sont immédiates, évidentes, meurtrières.

Depuis bien des années, je m'occupe des questions relatives à la première enfance, j'en connais les côtés douloureux, et pourtant j'éprouve toujours une émotion nouvelle, un indicible serrement de cœur, quand je lis les récits des mauvais traitements des nouveau-nés en nourrice, et la statistique de l'excessive mortalité qui nous les enlève !

Au nord et au midi, à l'est, à l'ouest et au centre de la France, l'industrie nourricière exerce sa fatale influence, mais il y a des régions, heureusement, qui n'en sont pas atteintes ou qui en souffrent moins que d'autres. Dans l'intérêt de la justice distributive, il importe de ne pas envelopper indistinctement tous les départements dans la même réprobation, et de la mesurer à chacun suivant la gravité du mal.

« Ainsi que la vertu, le crime a ses degrés. »

M. le docteur Bertillon, dont les travaux sur la vie humaine abondent en précieux enseignements, a eu l'ingénieuse idée de figurer sur une carte, dite démographique, par des teintes qui vont du blanc au noir plus ou moins foncé, le chiffre plus ou moins élevé de la mortalité des nouveau-nés dans chaque département. En attendant que la lithogra phie Protat reproduise cette carte, j'en donnerai, d'après l'auteur lui-même (annexe 2446), une analyse sommaire.

Notons d'abord que la mortalité moyenne des enfants d'un an, pour la France entière, les mauvais départements bénéficiant des bons, est de 204,2 par 1,000. Dans Saône-et-Loire, elle est de 208 sur 1,000, c'est-à-dire de 4 par 1,000 au-dessus de la moyenne générale. Elle dépasse de 7 pour 100 celle de la Creuse, qui est seulement de 13 pour 100, et qui descend même à 10. Aussi notre teinte est-elle plus foncée que le gris; elle est déjà dans les noires. Cet excédant est dû, en partie, à ce qu'un coin du département reçoit de Paris des nourrissons assistés.

M. le vicomte Malher, préfet de Saône-et-Loire, qui fait l'honneur à l'Académie de Mâcon d'assister à cette Conférence, a eu la courtoisie, je l'en remercie ici publiquement, de mettre à ma disposition une récente enquête, exécutée sous sa direction, et relative au département, d'où il résulte que les mères qui allaitent leurs enfants y sont en majorité. Quoique cela ne calme pas complétement mes appréhensions concernant la population des villes, espérons que l'habitude de l'envoi en nourrice y diminuera graduellement, et que nous finirons par sortir de la teinte funèbre qui attriste notre beau et riche département de Saône-et-Loire.

Ordinairement, il est prudent de ne pas accepter sans contrôle les chiffres de la statistique. On leur fait dire ce que l'on veut, selon la manière dont on les groupe. Dans les questions de mortalité, il est moins difficile d'arriver au vrai par le relevé des décès sur les registres de l'état civil, ou par la comparaison d'observations suivies isolément, sur plusieurs points. Dans ce cas encore, les moyennes peuvent laisser dans l'esprit une impression erronnée. Ainsi, nous venons de voir que les décès des enfants d'un jour à un an, pendant la période décennale de 1857 à 1866, se sont élevés dans la Creuse à

13 pour 100 ou 131 par 1,000 ; dans Eure-et-Loir, où l'industrie nourricière prédomine, ils ont atteint 369 par 1,000. Pour avoir la moyenne de la mortalité de ces deux départements, on additionnerait 131 et 369, ce qui donnerait un total de 500. La moitié de 500 étant de 250, la mortalité de la Creuse et d'Eure-et-Loir, mis ensemble, serait juste de 250 par 1,000, ou 25 pour 100. Serait-ce la vérité? Non. Cette moyenne mensongère cache le chiffre anormal, excessif d'Eure-et-Loir, qui excède 36 pour 100, et calomnie la Creuse qui a presque deux tiers de moins de décès dans ses nouveau-nés.

Soit une commune de 300 habitants pauvres, dont le sol est possédé par un propriétaire qui en tire 300,000 livres de rentes. Un statisticien vous dira que la moyenne du revenu annuel, pour chaque habitant, est de 1,000 fr. Voilà 300 habitants auxquels on aurait bien de la peine à faire comprendre combien ils sont heureux d'être si libéralement pourvus par la statistique.

Il y a 44 départements, à la tête desquels se trouve la Creuse, où la mortalité du premier âge est inférieure à la moyenne de la France entière. 38 appartiennent aux régions du centre, du sud-ouest et de l'ouest; trois forment un groupe à l'est ; au nord-ouest et au nord, on n'en compte que deux dans les limites actuelles de notre territoire.

Ainsi, sur la carte de M. Bertillon, deux centres de forte mortalité, due uniquement à l'émigration des enfants et à l'industrie nourricière, sont révélés par deux agglomérations de départements à teintes noires ou très-sombres ; l'une, la plus frappante et la plus étendue, comprend une large zone de quatorze départements rangés autour de Paris, où prédominent le biberon et le petit-pot ; l'autre se compose de dix départements, appartenant au bassin du Rhône et à la région subalpine entre Lyon et Marseille, où affluent les nourrissons de ces deux villes. Dans ces deux centres, la mortalité oscille entre 27 et 37 pour 100.

Si l'on envisageait par régions la mortalité des enfants assistés, on croirait que, sur quelques points, elle est le résultat d'une terrible épidémie, à l'état endémique. Ainsi, dans huit de nos plus riches départements, d'après les chiffres extraits par feu M. Husson, directeur de l'Assistance publique, d'un rapport officiel, publié en 1862 par le ministre de l'intérieur, applicable à l'année 1860, nous voyons que la mortalité se répartit ainsi :

Indre-et-Loire........................	62	pour 100.
Côte-d'Or........................	66	—
Seine-et-Oise........................	69	—
Aube........................	70	—
Calvados........................	78	—
Eure........................	78	—
Seine-Inférieure........................	87	—
Loire-Inférieure........................	90	—

Les deux extrêmes, 62 et 90.

75 décès en moyenne! Quelle sinistre signification dans ces chiffres ! On se refuserait à y croire s'ils n'étaient corroborés par de si hautes autorités, et surtout par la diminution de la population. Que de souffrances, que de mauvais traitements ont dû endurer ces pauvres petits êtres! Que de forces perdues !

Vous figurez-vous dix mille berceaux rangés en ligne, aujourd'hui même, là, vis-à-vis, dans nos belles prairies, dix mille berceaux, occupés par dix mille nouveau-nés, affirmant la vie par leurs vagissements.

Revenez dans un an, jour pour jour, pour passer en revue ces 10,000 berceaux. Vous en trouverez 7,500 de vides, et à côté 7,500 petites bières contenant les cadavres d'autant de nouveau-nés! Oh ! c'est lamentable!

Ce n'est pas seulement dans les départements avoisinant Paris que ces faits affligeants se produisent. On les retrouve, plus ou moins sombres, à peu près partout.

Dans une *Note sur le service des enfants trouvés de la Gironde*, M. Bethmann, administrateur de l'hospice des enfants assistés de Bordeaux, dit : « Des femmes qui se sont donné le nom de *courtières* surveillent la sortie des filles-mères à la Maternité, à la Clinique d'accouchements, à la porte des sages-femmes, se chargent de procurer aux mères, pour leurs enfants, des nourrices, dans les localités déterminées par l'administration. Elles emportent, le plus souvent, les nouveau-nés dans des corbeilles, sans se préoccuper de les nourrir, et traitent à forfait, à prix débattu, avec de pauvres paysannes qui se chargent d'élever ces pauvres petites créatures comme elles élèvent leur bétail, leurs volailles, et cela pour un minime salaire trimestriel. La différence qui existe entre le prix consenti par la mère et le prix payé à la nourrice constitue le bénéfice de la courtière... Sans vouloir donner plus de crédit qu'il ne mérite au dire populaire, je répéterai, pour donner une idée de cette affreuse mortalité, que les populations du Blayais, n'ayant aucune connaissance des circulaires ministérielles, et ignorant la suppression de l'intervention hospitalière, prétendaient que *l'hospice de Bordeaux, pour se débarrasser de ces malheureux enfants, les empoisonnait avant de les faire partir.* »

Cette mortalité anormale ne borne pas ses ravages aux enfants assistés. L'enquête instituée à la sollicitation de l'Académie de médecine, le 16 mars 1867, dans les départements qui reçoivent de préférence les enfants légitimes de Paris, accuse également un chiffre de mortalité très-élevé pour cette catégorie d'enfants. Cette enquête, qui a duré treize mois, est surtout précieuse à consulter, en ce qu'elle met

en regard la mortalité des enfants du pays allaités par leurs
mères et celle des nourrissons légitimes de Paris. La voici
telle qu'elle est, dans l'annexe 1707, page 17 :

	Mortalité des enfants du pays (de 1 jour à 1 an).	Mortalité des nourrissons de Paris (de 1 jour à 1 an).
Seine-et-Marne....	19,05 p. 100	77,81 p. 100.
Aisne............	21,22 —	62,87 —
Orne.......... .	16,62 —	50,96 —
Eure-et-Loir.....	18,44 —	59,13 —
Yonne	17,07 —	57,73 —
Somme.........	22,58 —	57,14 —
Sarthe..........	30,27 —	56,44 —
Loir-et-Cher......	18,90 —	44,28 —
Loiret..........	20,68 —	42,84 —
Nièvre..........	17,47 —	30,40 —

« En résumé, l'ensemble du tableau accuse, pour les nourrissons légitimes de Paris envoyés dans ces dix départements, une mortalité générale de 51,68 pour 100, tandis
que la mortalité relevée dans les communes pour les enfants
du pays n'est que de 19,92 pour 100.

» Il serait impossible, ajoute le rapporteur, de produire
un document officiel plus accusateur contre l'industrie nourricière, et aussi une plus forte démonstration des avantages
de l'allaitement maternel, et de la nécessité de surveiller
l'allaitement mercenaire.

» On peut ajouter, en faveur de l'allaitement maternel, que
les départements où il est le plus universellement pratiqué,
sont, sur tous les points de la France, ceux où la mortalité
des nouveau-nés est à son minimum, où la moyenne
s'abaisse à 15 et 12 pour 100 et même à 10 pour 100, comme
dans le département de la Creuse.

» Partout, dans les meilleures conditions de climat, de bien-
être et d'aisance relative des populations, on découvre, en
Normandie comme en Bourgogne, l'allaitement mercenaire

prélevant sur la vie des nouveau-nés, un tribut monstrueux.
Partout les résultats se présentent à peu près les mêmes, et
les tableaux si sombres que le docteur Brochard retraçait
en 1866, pour l'arrondissement de Nogent-le-Rotrou,
s'éloignent peu de ceux que nous offre la suite du mémoire
du docteur Monot pour l'arrondissement de Château-Chinon.

« Il y a vingt ans, dit M. Brochard dans un écrit plus
récent, je rencontrais à chaque instant, sur les routes du
Perche, de longues voitures, dans lesquelles étaient entassés
pêle-mêle, comme des animaux revenant du marché, nourrices et nourrissons revenant de Paris. Ces nourrissons
étaient couchés sur la paille. Malgré le froid et la neige, un
meneur les colportait, le jour, la nuit, dans les hameaux,
dans les villages voisins, chez leurs nourrices respectives.
Quel était le sort réservé à ces pauvres enfants ? Il est facile
à deviner. La voiture du *meneur*, dans le Perche, s'appelle
le *Purgatoire*. Cela veut dire que tous les enfants qui en
sortent vont dans le ciel, c'est-à-dire qu'ils meurent...
Que de fois il m'est arrivé, sur ces mêmes routes, d'entendre
la cloche d'un village tinter un glas funèbre ! Que de fois on
m'a dit : *Ce n'est rien.* ... c'est un *petit Parisien* qui est
mort ! Que de fois, entendant un cri plaintif s'échapper d'une
chaumière, j'ai demandé s'il y avait là un enfant malade :
« Ce n'est rien, me répondait une nourrice, c'est mon *petit
Parisien* qui crie... la mort le tourmente » Le malheureux
n'avait pas d'autre oraison funèbre ! »

« Au commencement de ma pratique, écrivait au docteur
Brochard un médecin de Savoie, M. Dagaud, les nouveau-nés
étaient colportés d'Albens (Savoie) à Alby (Haute-Savoie),
au nombre de trois ou quatre dans une même hotte, par un
messager qui allait, de commune en commune, les offrir à
qui en voulait... Quand les mignonnes créatures pleuraient,
le colporteur élevait et abaissait alternativement les épaules,

pour les secouer comme des noix dans un panier. C'était de cette manière qu'il les berçait. Quand les cris devenaient plus forts, il s'asseyait au bord des chemins pour leur donner à sucer, à tour de rôle, une fiole de lait qu'il portait dans sa poche... Les pauvres petits arrivaient à destination, morts ou mourants. On faisait le triage, on déclarait le décès, la sépulture avait lieu, et tout était dit. » M. Brochard remarque, heureusement, que la Société protectrice de l'enfance de Lyon, au nom de laquelle il parle, n'a pas rencontré pareilles scènes barbares sur son chemin.

Il y a vingt ou trente ans seulement, remarquez-le bien, que de pareils faits se produisaient. Que de constitutions débilitées, maladives, parmi les pauvres petits qui ont survécu à ces mauvais traitements! Quels conscrits, quelles générations on nous a préparés !

Ces récits me remettent en mémoire une anecdote qui m'a été racontée par M. le docteur Aubert, notre vice-président actuel. Il allait en Suisse, avec sa femme et son bébé. A la station de Culoz, il voit une femme descendant des troisièmes, portant un nourrisson dont les vagissements paraissaient plaintifs à son oreille exercée. Il aborde cette femme : « Votre enfant a peut-être faim. Calmez-le en lui donnant le sein. » Le conseil était difficile à suivre, car la nourrice n'avait pas de lait. Par quoi pensez-vous qu'elle le remplaçait? Par du pain trempé dans de l'eau et du vin, qu'elle faisait sucer au pauvre petit malheureux. Sur l'observation du docteur que cette nourriture, pour un nouveau-né de huit jours, pouvait être mortelle, elle répondit avec humeur qu'elle avait l'habitude des nourrissons, et qu'elle en avait agi ainsi avec tous ceux qu'elle avait eus.

Le docteur n'était pas convaincu, et sa compassion pour le nourrisson persistait. « Heureusement, me dit-il, il me restait du lait dans un biberon dont je m'étais pourvu pour mon enfant. Je le donnai au nourrisson de cette femme. Il le téta avec avidité. »

Que Dieu vous le rende! bon docteur, peut-être avez-vous sauvé la vie au pauvre petit.

Les mères sensibles qui envoient leurs enfants en nourrice feront bien de méditer cette anecdote de M. le docteur Aubert.

Voilà les côtés sombres de l'allaitement mercenaire. J'ai tenu à mettre à nu cette hideuse plaie de nos mœurs. Elle finirait, si on la laissait s'aggraver, par faire tomber la France de décadence en décadence, d'affaiblissement en affaiblissement, de morcellement en démembrement à un rang infime parmi les nations. La Prusse n'aurait pas besoin de fondre des canons Krupp, ni de presser toute sa population dans les cadres de son armée. Elle n'aurait qu'à se croiser les bras et à attendre tranquillement l'achèvement de notre suicide.

Au cri de : « *Caveant Consules*! que les consuls veillent! » ajoutons : « *Caveant Cives*! Citoyens, garde à vous! »

Les optimistes à outrance, qui ne veulent pas voir, selon l'expression du poète anglais, « l'ombre des événements qui s'avance, *the shadow of coming events*, » répètent pour nous rassurer : « Voyez la rapidité avec laquelle la nation a rouvert les sources de sa prospérité! La France est un vaste atelier... » Oui, mais c'est un atelier où l'on travaille pour le roi de Prusse. Nouvelle preuve que la prospérité matérielle ne suffit pas à une nation pour se défendre. L'histoire nous l'avait dit auparavant : les peuples industriels et commerçants de l'antiquité, comme les Carthaginois et les Phéniciens, la Grèce avec ses inimitables produits artistiques, l'Inde avec ses belles étoffes et ses autres chefs-d'œuvre de la main, la Gaule avec ses florissantes cités ont été conquis par la puissance militaire.

La race des Attila n'est pas encore éteinte.

Oui ! oui! de l'or et encore de l'or, mais pour l'échanger contre le fer et l'acier !

Mais à quoi serviraient le fer et l'acier, s'il n'y avait pas assez de bras qu'on en pût armer ; si non-seulement nous laissons périr nos générations à leur entrée dans la vie, mais si, de plus, nous émasculons, par une hygiène mauvaise et par une pire éducation, celles qui résistent au manque de soins et aux mauvais traitements?

Je vous demande pardon de ces effusions de mon âme attristée : c'est le cri inconscient qu'arrache la douleur.

V.

Vous le voyez, Mesdames et Messieurs, la loi ayant pour objet la protection des enfants du premier âge, et en particulier des nourrissons, quoiqu'elle ne soit pas appelée à produire tout le bien qu'on en attend, était pour la France un devoir d'honneur. Elle a été votée à l'unanimité par l'Assemblée nationale dans sa séance du 23 décembre 1874.

Grâces lui soient rendues ! Elle a fait ce qu'elle pouvait faire. Mais quelle honte pour nos mœurs, que de voir l'administration publique obligée de suppléer l'amour maternel!

Cette loi laisse subsister, il est vrai, le danger radical de l'envoi en nourrice, mais elle l'atténue, dans une certaine mesure, par une surveillance plus active des nourrices, et par une constatation plus sérieuse de leur aptitude à nourrir ; par l'enregistrement du nom des nourrissons sur les registres de la commune où ils sont envoyés; par des peines correctionnelles édictées contre les nourrices coupables ou négligentes ; contre celles qui ne déclareraient pas leur grossesse après le second mois.

Voilà en quelques mots l'esprit de la nouvelle loi. Quelle

latitude, hélas! elle laisse encore aux mauvaises nourrices! Est-ce qu'elles ne pourront pas l'éluder dans les intervalles de la surveillance administrative ? C'est là l'écueil.

Les soins à donner au nourrisson sont incessants. Si le cœur et le devoir ne les suggèrent pas, ce n'est pas une loi qui peut les assurer. Que les mères ne se croient donc pas justifiées en envoyant désormais leurs enfants en nourrice. Il n'y a qu'une protection efficace pour l'enfant, c'est celle de la mère. Aucune autre loi ne peut remplacer cette loi de la nature.

Nous n'en devons pas moins beaucoup de reconnaissance à M. le docteur Roussel.

« Le texte de la proposition, dit-il, que je soumets à l'Assemblée n'est pas mon œuvre personnelle. Dans le fond comme dans la forme, il est le fruit d'une longue élaboration collective, qui comprend les efforts d'une réunion d'hommes choisis parmi les plus compétents. »

Malgré la modestie de cette déclaration, ce n'en est pas moins un grand bonheur et un grand honneur pour M. le docteur Théophile Roussel que d'avoir attaché son nom à cette loi. Il s'en est montré digne. Il révèle, dans le choix et dans la disposition des documents, une rare sagacité ; dans les conclusions, une grande justesse ; et, dans la persévérance de ses efforts, un beau caractère. La manière magistrale de l'ensemble témoigne de longues et patientes études sur la question.

Parlons, maintenant, Mesdames et Messieurs, si vous le voulez bien, de ce qu'on appelle une bonne nourrice. Quoi qu'elle soit rare, il en existe encore, Dieu merci !

J'appelle toute votre attention sur la mesure forcément restreinte dans laquelle elle peut suppléer la mère.

Le premier danger et le plus grave que court le nouveau-né envoyé en nourrice, c'est d'être exposé, dans le trajet, à une température différente de celle du nid maternel. Le froid, selon la science médicale, est l'un des plus redoutables ennemis du nouveau-né. Il est une des causes actives de la mortalité.

Dans le Midi de la France, la chaleur excessive de l'été est autant à craindre que le froid pour les nourrissons.

Il y a un siècle, des observations très-intéressantes ont été faites par Toàldo, savant ecclésiastique, professeur de géographie physique et d'astronomie à l'Université de Padoue. Il avait remarqué que les nourrissons israélites mouraient en moins grande quantité que ceux des chrétiens. En y réfléchissant, il se convainquit que le transport du nouveau-né à l'église, dans les premiers jours de sa naissance, pour y être baptisé, lui était souvent fatal, surtout l'hiver, tandis que le nouveau-né israélite échappait à ce danger, la religion judaïque n'admettant pas le baptême.

C'est ce danger du froid qui a fait tomber en désuétude, dans beaucoup de départements, la loi qui ordonne de présenter l'enfant à la mairie dans les trois jours de sa naissance. C'est dans cet ordre d'idées que nous avions formé le projet, M. Marbeau, le vénérable fondateur des crèches, et celui qui a l'honneur de parler devant vous, d'aller à Rome pour solliciter de Sa Sainteté Pie IX, au nom du conseil de la Société, un sursis de quinze jours après la naissance, pour la présentation de l'enfant aux fonts baptismaux. Nous espérions que l'ondoiement immédiat suffirait, au point de vue spirituel, à calmer les appréhensions de l'Eglise sur les conséquences de ce sursis La guerre et ses désastres étant survenus, ont empêché ce voyage.

Mais revenons à notre nourrisson.

Bien portant où enrhumé, le voici arrivé chez sa nourrice.

Représentons-nous, dans sa simple réalité, la situation

d'une femme de nos campagnes qui a pris un nourrisson. Il faut qu'elle aille travailler aux champs, qu'elle porte au marché les menus produits de la terre, ceux de ses vaches, de ses chèvres et de ses poules. Elle est absente de chez elle une ou deux fois par semaine, au moins pendant la moitié de la journée. Pendant ce temps, qui prend soin du nourrisson? Quelquefois l'aïeule. Le plus souvent un enfant déjà grand. Naturellement, aussitôt que sa mère a tourné les talons, il va s'amuser dehors, et laisse le petit « crier la faim » dans son berceau. Ou bien encore, il le promène dans un petit chariot aux alentours de la maison, par toutes les températures. Que de fois j'ai rencontré, au coin d'une haie dépouillée de ses feuilles, le pauvre petit dont les mains et le visage étaient violacés par le froid.

Vers l'heure accoutumée du retour de la nourrice, le petit gardien qui s'est attardé à faire l'école buissonnière, se souvient tout à coup qu'il n'a pas donné à manger au nourrisson. De crainte d'être battu, il se hâte de lui faire avaler une bouillie plus ou moins indigeste. Le lendemain on s'aperçoit que le « petiot » s'est enrhumé, qu'il respire difficilement.

Ne cherchez pas ailleurs l'origine de la plupart des maladies de poitrine et des voies digestives des nourrissons. Que de constitutions débilitées, mises en péril! Que de nourrissons meurent des suites du froid et de l'alimentation prématurée! Je frémis quand les gens de la campagne me disent avec complaisance : « Monsieur, il mange comme nous. » C'est une évocation de l'entérite du nouveau-né et des conséquences fatales qu'elle entraîne. « Il mange comme nous! » Je suis pourtant parvenu, en quelques circonstances, à leur faire comprendre le danger de cette alimentation pour le nouveau-né, en leur demandant s'ils faisaient manger du foin et de la paille à leurs veaux. « Yé ben vrai, tout de même, » me répondaient-ils, quitte à persévérer dans leur routine.

Réflexion triste : on donne souvent au veau, « pour le faire profiter, » le lait de plusieurs vaches, et le nouveau-né humain se meurt parce que sa nourrice est avare de son lait ou qu'elle n'en a pas. Ah ! s'il était primé d'après son poids, on le laisserait, comme les veaux, « téter tout son saoûl ! »

Autre réflexion, non moins triste, sur le peu de cas que l'on fait, en France, de la vie du nouveau-né : tel particulier refusera de prêter à un ami son cheval et sa voiture, qui, au milieu de l'hiver, laissera partir au loin, d'un cœur léger, son enfant qui vient de naître. Il craint plus pour la santé de son cheval et pour le vernis de sa voiture que pour la vie du pauvre petit, exposé au froid et confié à une nourrice, d'après des renseignements plus ou moins superficiels.

On m'objecte que l'enfant de la nourrice n'est pas autrement soigné que le nourrisson. C'est vrai. Mais il en souffre moins que l'enfant de la ville, qu'on a changé de milieu ; qui a peut-être commencé la vie par un refroidissement ; qui a une constitution moins robuste que l'enfant de la campagne ; surtout qui ne tète pas le lait de sa mère et souvent tète un vieux lait. Cette explication, qui ressort des faits, se trouve corroborée par le tableau comparatif des décès des enfants élevés par leurs mères, à la campagne, avec les décès des enfants élevés par des nourrices. Ces derniers n'ont pas la force de résistance des autres.

Je n'ai jamais oublié la pénible impression que m'a causée une rencontre toute fortuite que j'ai faite il y a quelques années. Quoique l'on fût à la fin du printemps, la température, comme cela arrive quelquefois, s'était considérablement abaissée ce jour-là. Je montais à pied le coteau sur lequel est située ma demeure, tout en regrettant mon pardessus. Une voiture découverte, moitié char, moitié charrette, venait derrière moi. Elle me dépasse. Elle était con-

duite par un homme d'un certain âge. Je sus ensuite qu'il
était le grand-père de l'enfant. A côté de lui, sur le siége,
était une femme du voisinage, encore jeune, qui avait l'habitude de prendre des nourrissons. Elle me sourit en me
souhaitant le bonjour. « Eh! lui dis-je, qu'est-ce que c'est
que ce paquet que vous avez là, si bien enveloppé dans ce
grand châle? — Monsieur, c'est un nourrisson que je viens
de chercher à Mâcon. Y n'est pas vieux... N'y a que trois
heures qu'il est fait (*sic*). »

On est indigné, n'est-ce pas? de cette barbarie d'une
mère qui, 180 minutes après la naissance de son enfant,
l'expose aux variations de l'atmosphère, lui qui, 180 minutes
auparavant, jouissait, dans le sein maternel, d'une température de 36 degrés et demi à 37 degrés centigrades.

Cette femme prend sans doute plus de précautions pour
un petit chat ou pour un petit chien dont elle veut faire
cadeau à une amie. Elle le laisse, j'aime à le croire, au
moins quinze jours ou un mois avec sa mère.

A quelque temps de là, je demandai des nouvelles du
nourrisson. « Monsieur, il est *asthme...* c'est de naissance...
y ne peut pas tirer son souffle. »

Le pauvre petit ne tarda pas à rendre le dernier... La
nourrice en est encore à comprendre qu'il a pu mourir
d'avoir été exposé au froid, aussitôt après sa naissance.

On accuse très-souvent les nourrices et, dans beaucoup de
cas, avec raison. Mais ce sont les mères qui, d'abord, devraient
s'accuser elles-mêmes. Quoi! pour quinze ou vingt sous par
jour, vous prétendez acheter d'une étrangère le lait et le
dévouement que vous, mère, refusez à votre propre enfant!
Quelle inconséquence dans l'oubli de votre devoir! Croyez-
vous l'avoir accompli en disant à la nourrice de votre voix la
plus douce : « Nourrice! ayez bien soin du petit! prenez bien
garde qu'il n'ait froid! » Suffit-il à votre cœur maternel,

pour le tranquilliser, d'augmenter les cadeaux traditionnels de sucre et de savon?

L'amour maternel ne se délègue pas, ne s'achète pas. Rien ne peut le suppléer, rien ne peut l'égaler. Est-ce qu'il ne faut pas tout l'amour d'une mère pour supporter les fatigues, les alarmes continuelles, l'esclavage inhérent à l'élevage d'un nouveau-né? Mais aussi la récompense est proche. Les délices en sont ineffables!.. Les regards de l'enfant commencent à se fixer... Voyez! sa mère le prend dans ses bras pour l'allaiter... il promène sa main mignonne sur les lèvres maternelles qui la couvrent de tendres baisers... O surprise! ô bonheur! pour la première fois, il répond à ses caresses par un sourire. La vie du sentiment vient d'éclore chez son nouveau-né; elle en a le premier rayon.

Oui, oui, sois heureuse, jeune mère; ton bonheur est le plus pur, le plus parfait que puisse éprouver l'âme d'une femme.

Dans nos villes, il n'y a plus de place pour le petit enfant. A Paris et dans d'autres grands centres, il y a une nombreuse catégorie de propriétaires, et surtout de concierges, qui ne veulent chez les locataires ni enfants, ni chiens, ni perroquets.

A Paris et en province, lorsque j'ai eu l'occasion d'exprimer, à des commerçants de détail, mon étonnement de leur habitude funeste d'envoyer leurs enfants en nourrice, je me suis attiré, de la part de la femme, cette réponse invariable : « Monsieur, dans notre commerce nous ne pouvons pas faire autrement. Les loyers sont si chers, la place nous manque; les affaires sont difficiles; les bénéfices si limités... »

Réponse :

Est-ce que l'enfant ne doit pas passer avant la marchandise? Est-ce que son bien-être, sa santé, sa vie, doivent être risqués pour quelques cent francs, pour un surcroît douteux de profits à la fin de l'année? Est-ce que les quelques mille francs de plus que vous espérez lui laisser, sont une compensation suffisante de la constitution malingre, souffreteuse, que vous lui préparez, s'il échappe à la mort? La santé de la mère, n'est-elle pas une partie précieuse aussi de la félicité domestique? Un beau petit enfant dans le ménage, dont on constate tous les jours le développement et la gentillesse, n'est-il donc pas le plus doux lien des époux? L'amour qui s'établit entre la mère et l'enfant par l'allaitement ne fortifie-t-il pas cet esprit de famille dont nous déplorons tous les jours l'affaiblissement? Est-ce que l'argent peut remplacer ces conditions de bonheur?

Vos raisons commerciales alléguées ne supportent pas l'examen. Surtout, elles font peu d'honneur à la nature humaine.

Voyons les faits de haut et dans leur ensemble.

Si, depuis un demi-siècle seulement, les Français n'avaient pas laissé périr en nourrice, ainsi que le disent MM. Husson et Brochard, 100 à 120,000 enfants par année. c'est-à-dire 5 à 6 millions d'enfants, nous aurions été, en 1870, égaux, sinon supérieurs en population à l'Allemagne unifiée. Considération importante quand on fait la guerre.

Cinq milliards de rançon : cinq milliards de dépenses et de ravages par l'ennemi; l'Alsace et la Lorraine de moins; le sang de notre jeunesse répandu à flots; la perte de notre rang parmi les nations; autant de malheurs que le peuple français aurait pu prévenir si, par des calculs égoïstes, il n'eût pas laissé s'amoindrir sa population, s'il avait apporté plus de soins à l'éducation de ses enfants. Voilà des pertes nationales qui atténuent singulièrement, pour chacun, les petits profits auxquels on a sacrifié les sentiments de la nature et les devoirs les plus sacrés. Continuons dans cette voie, et l'ennemi achèvera fatalement notre ruine.

Qu'elle est vraie, qu'elle est profonde cette pensée de Pythagore : Le mal est une erreur de calcul !

Ici, le calcul n'est cependant pas difficile à établir : le nouveau-né tient moins de place dans notre maison, il n'est ni aussi embarrassant ni aussi coûteux que le Prussien qui y loge, la dévalise, nous rançonne et nous humilie.

« Mais, dites-vous, dans votre dangereuse sécurité : il faut espérer que ces jours néfastes ne reviendront plus. »

Eh ! quoi ! avez-vous pu oublier, depuis nos désastres, combien la situation de la France est précaire ? Ne venons-nous pas d'apprendre, par les déclarations publiques du comte de Derby, chef du cabinet anglais, que nous avons couru le risque, il y a quelques semaines, d'être envahis de nouveau par la Prusse ? Notre ennemi voulait nous achever avant que nous fussions relevés. Qui sait ce qui serait advenu sans l'intervention amicale de l'Angleterre et de la Russie !

Conclusion :

L'argent, indispensable serviteur, est le plus dangereux des maîtres.

Celui-là est perdu, individu ou peuple, qui en devient l'esclave.

La France semble avoir oublié cette vérité. Aussi plus elle devient riche, plus elle se corrompt, plus elle devient incapable de se gouverner elle-même, plus les symptômes de sa décadence apparaissent menaçants.

Pour pouvoir nous défendre, recueillons avec soin et fécondons les éléments de notre force ; ne laissons ni diminuer, ni affaiblir notre population, par l'habitude infanticide de l'envoi en nourrice.

L'allaitement maternel est une loi divine, une nécessité sociale.

Excepté la femme empêchée d'une *manière absolue* par sa santé ou par son mari, et celle qui est obligée, pour gagner sa vie, de travailler hors de son domicile, toute mère qui n'allaite pas son enfant est coupable envers Dieu, coupable envers la Patrie !

Jean-Baptiste DESPLACE,

Vice-président, pour l'année 1845, de la Société française de bienfaisance de Londres (2ᵉ année de la fondation), vice-président honoraire de la Société générale des Crèches de Paris et du département de la Seine, membre de l'Académie de Mâcon.

A Châtenay (Sancé), près Mâcon (Saône-et-Loire).

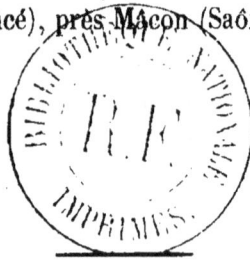

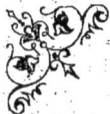

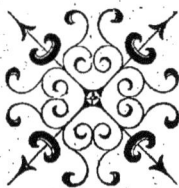

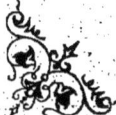

Mâcon, imp. Protat.

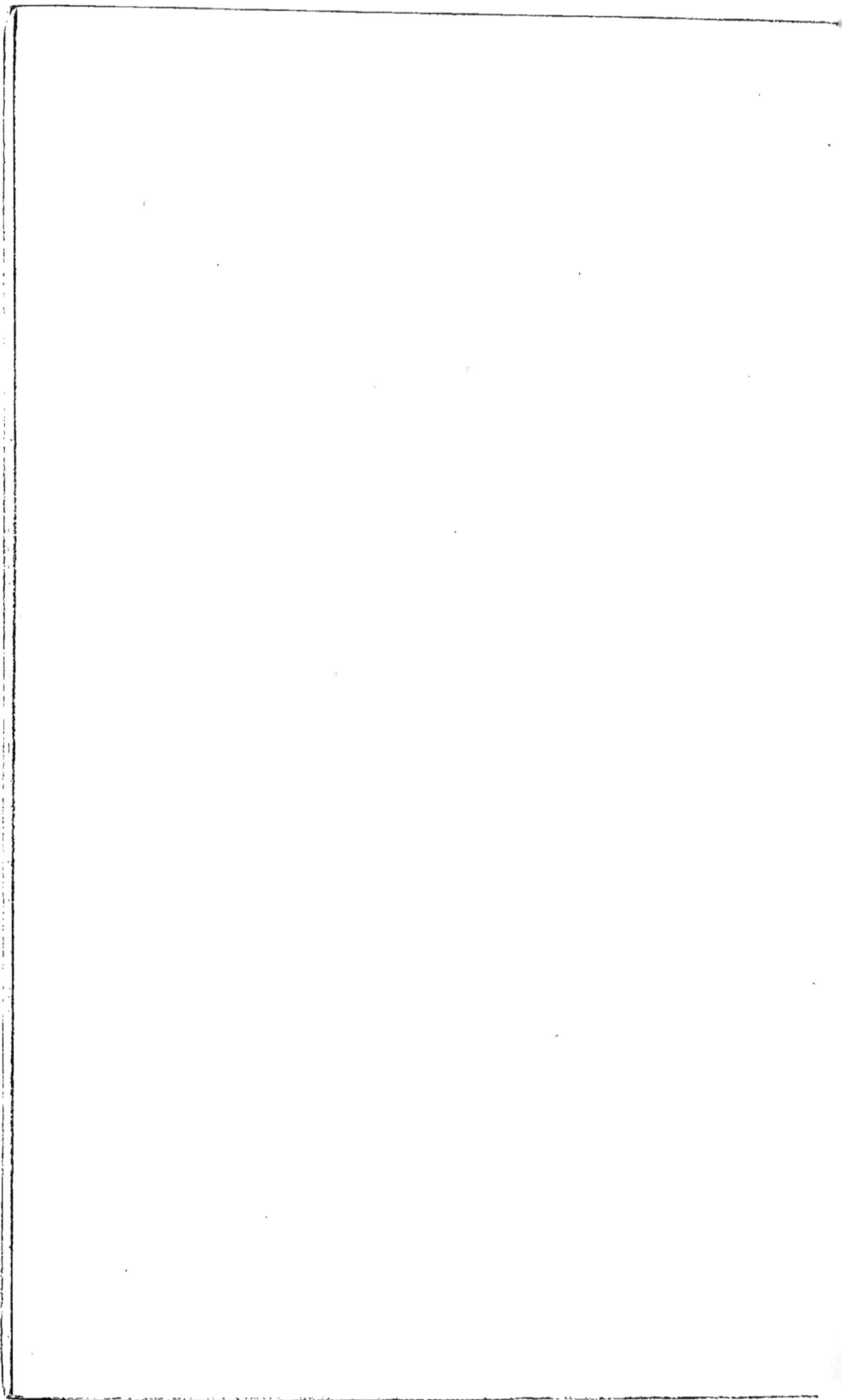

www.ingramcontent.com/pod-product-compliance
Lightning Source LLC
Chambersburg PA
CBHW060648210326
41520CB00010B/1783